Te 30

I0057964

DYSPEPSIE ET CONSOMPTION.

Te $\frac{87}{90}$

PUBLICATIONS DU MÊME AUTEUR.

RHUMATISME ARTICULAIRE AIGU (*Hémorragies capillaires et miscroscopiques dans cette affection*). —Dans le Bulletin de la Société anatomique de Paris, 1848.

STRABISME DROIT OU DIRECT. — Dans les Archives générales de médecine, 4ᵉ série, t. XXI, 1849.

VÉSICULES CLOSES, probablement glandulaires, du péricarde. — Dans le Bulletin de la Société anatomique de Paris, 1851.

RECHERCHES SUR LA DIGESTION DE L'ALBUMINE D'ŒUF, — Dans les Comptes rendus de l'Académie des sciences, 1852.

TÉTANIE, ou *Contracture des extrémités*. Thèse ; Paris, 1852.

SPERMATORRHÉE (*Emploi de la digitaline contre les pertes séminales involontaires*). Dans le Bulletin de Thérapeutique, 1853.

ETUDES SUR LES ALIMENTS ET LES NUTRIMENTS, 1854. Chez Labé, libraire. Paris.

TYPOGRAPHIE HENNUYER, RUE DU BOULEVARD, 7. BATIGNOLLES.
Boulevard extérieur de Paris.

DYSPEPSIE ET CONSOMPTION

RESSOURCES QUE LA POUDRE NUTRIMENTIVE

(PEPSINE ACIDIFIÉE)

OFFRE DANS CES CAS A LA MÉDECINE PRATIQUE;

ou

DE LA DYSPEPSIE PAR VICES SÉCRÉTOIRE, MUSCULAIRE ET SENSITIF DE L'ESTOMAC;
DE TROIS DEGRÉS DE CONSOMPTION :
1º PAR DÉFAUT D'ALIMENTATION; 2º PAR DÉFAUT DE NUTRIMENTATION;
3º PAR DÉFAUT D'ASSIMILATION ;
DE LEUR INFLUENCE SUR LA TERMINAISON DES MALADIES AIGUES ET CHRONIQUES
ET DE LEUR TRAITEMENT PHYSIOLOGIQUE.
OBSERVATIONS SUR CE SUJET.

PAR LE DOCTEUR

LUCIEN CORVISART,

Médecin (par quartier) de S. M. L'EMPEREUR,
Chevalier de la Légion-d'Honneur,
Ex-Interne des Hôpitaux et Hospices civils de Paris,
Lauréat de la Faculté de Médecine (médaille d'or), Ex-Vice-Président de la Société
Médicale d'Observation,
Membre de la Société Anatomique.

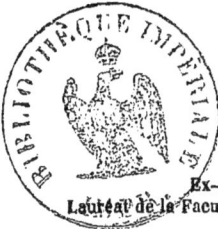

BIBLIOTHÈQUE IMPÉRIALE

PARIS,

LABÉ, LIBRAIRE DE LA FACULTÉ DE MÉDECINE,
Place de l'École-de-Médecine.

1854

Il ne me paraît point nécessaire d'indiquer longuement, par avance, au lecteur les divisions et le but de ce travail.

Je dirai seulement que *la première partie* renferme les éléments de toutes les questions qui sont traitées dans ce Mémoire. Elle est brève et peut suffire à la rigueur à encourager les tentatives de ceux à qui le temps manque pour faire de longues lectures. *La seconde partie* me paraît, par une précision plus grande et des développements indispensables, nécessaire pour achever ou entraîner la conviction.

Au premier abord, il semblerait que ce sont deux parties distinctes ; cela vient de ce que l'une a été insérée dans le *Bulletin de Thérapeutique* (1), avant la publication de l'autre. Je leur conserve cette succession.

Quant au but, c'est celui qui fut désigné dans mon premier travail présenté à l'Institut il y a deux ans et demi :

« On peut nourrir les malades dont l'estomac, par faiblesse
« ou impuissance, ne digère point ; les nourrir en se passant,
« pour ainsi dire, de leur estomac ; faire ses fonctions et sans
« lui, et aussi bien qu'il les aurait faites lui-même ; avec autant
« de profit pour la nutrition et l'entretien de la vie. »

L'agent thérapeutique propre à atteindre ce but et la préparation de cet agent ne peuvent être que la propriété de tous ; ce travail entier sera l'œuvre de tous, si les savants, aux tentatives et aux lumières desquels je fais ici un appel, y répondent.

Une conscience satisfaite d'elle-même, l'honneur d'avoir suivi la voie des Spallanzani et des Sennebier, la satisfaction d'avoir cherché à propager quelque bien, me seront de douces récompenses.

(1) Sous le titre : *De l'emploi des poudres nutrimentives* (pepsine acidifiée), ressources qu'elles offrent à la médecine pratique ; 1854.

PREMIÈRE PARTIE.

APERÇU GÉNÉRAL.

Le but de ce Mémoire n'est point de traiter du vice de sécrétion de l'estomac, mais de montrer qu'à l'aide d'un moyen tout physiologique, on peut guérir les accidents qui résultent de la mauvaise digestion causée par le défaut de principe digestif ; nourrir, dès que cela est indiqué, les malades dont l'estomac trop faible repousse les aliments et les condiments ; réparer leurs forces et celles mêmes de leur estomac, avant que ce dernier soit capable de reprendre l'exercice complet de ses fonctions vivifiantes.

L'emploi du suc gastrique dans ces maladies, bien qu'efficace, répugne ; on doit y renoncer dans la pratique (1).

D'ailleurs, M. Boudault a montré que ce liquide est un mélange de détritus éliminés par l'excrétion gastrique, et du produit de sécrétion utile (pepsine), indispensable pour digérer, bien connu depuis Schwan et Wasmann.

Ce dernier produit, agent de la chimie vivante qui s'opère dans l'estomac, s'obtient, à l'état pulvérulent, par des procédés chimiques variés, de la membrane muqueuse du quatrième estomac (caillette) des veaux, des moutons abattus dans les boucheries. Le Mémoire de M. Boudault (2) indique les procédés et les essais qui mettent tous

---

(1) Addition à un mémoire intitulé : Recherches ayant pour but, etc., par M. Lucien Corvisart. Comptes rendus de l'Académie des sciences, t. XXXV. Paris, 1852 ; Bachelier, libraire. Voir de plus Moniteur des Hôpitaux, première série, tome I, p. 285.

(2) Mémoire sur le principe digestif, les préparations nutrimentives et les moyens propres à reconnaître et à mesurer leur action, par M. Boudault. Académie impériale de médecine, séance du 14 février 1854, et Moniteur des Hôpitaux, 16 février 1854.

Prenez un nombre suffisant de caillettes (4e estomac des ruminants), videz-les, retournez-les, et lavez-les par un filet d'eau froide ; raclez la membrane muqueuse, réduisez-la en pulpe, faites-la macérer dans de l'eau distillée pendant 12 heures ; passez au filtre, versez dans la liqueur quantité suffisante d'acétate plombique ; recueillez le précipité, faites-y passer un courant d'hydrogène sulfuré, filtrez de nouveau et desséchez rapide-

les pharmaciens à même de préparer et d'obtenir ce médicament avec toute sa force.

Mais, avant d'apprécier les faits cliniques qui se rapportent à son emploi, et pour bien comprendre, *à priori*, le médicament nouveau que je préconise, les détails que j'ai fournis dans mon Mémoire sur les aliments et les nutriments (1) forment une introduction nécessaire.

Il y est démontré, en effet :

A. 1° Que l'aliment n'est qu'une substance brute, sans vertu nutritive par elle-même, et qui laisse périr d'inanition celui qui ne digère point; que la digestion lui donne tout à coup une aptitude vitale, en vertu de laquelle il peut désormais concourir à l'entretien de la vie.

Dès lors, j'appelle expressément *nutriment* tout aliment qui a acquis l'aptitude vitale, qui par lui-même, sans aucune nouvelle préparation, peut, dès qu'il est absorbé par un être doué de forces assimilatrices, servir à l'entretien de la vie, en concourant soit à la composition, soit au jeu des organes, c'est-à dire qui est propre à nourrir même celui qui ne digère point ;

---

ment à une température inférieure à $+40°$ th. c., pulvérisez. La quantité de poudre qui, ajoutée à 15 grammes d'eau acidulée par 3 gouttes d'acide lactique, transformera 6 grammes de fibrine de veau fraîche et finement coupée dans un bocal agité de temps en temps, et maintenu 12 heures à une température de $+40°$ th. c., et donnera à la solution digestive les caractères (point de précipité par l'acide nitrique, la potasse, etc., après l'action de la chaleur de $100°$ th. c., qui peut donner un léger trouble dû à l'albumine caséiforme, etc...) indiqués dans le Mémoire sur les aliments et les nutriments, formera une poudre nutrimentive, quel que soit le poids de cette dernière.

L'énergie des ferments, quels qu'ils soient, ne se mesure point au poids, mais seulement à l'action fermentifère; pour faire disparaître ce que cela peut offrir d'anomalie en pharmacie, on peut ajouter plus ou moins de gomme ou d'amidon suivant le cas, afin d'avoir, pour une poudre, un poids, égal, un gramme, par exemple.

Voyez plus loin la composition des poudres nutrimentives n°s 2, 3 (qui doivent contenir 3 gouttes d'acide lactique) et n° 4.

N. B. A aucun autre caractère que celui de la digestion artificielle dans un bocal, on ne peut reconnaître si ces manipulations ont conservé ou détruit (ce qui arrive souvent) le pouvoir thérapeutique de la poudre nutrimentive.

Je le répète expressément, quel que soit le procédé employé pour obtenir ce ferment digestif, les auteurs en ont donné beaucoup (voir Muller, Schwan, etc., etc.); dès que celui-ci est apte à opérer la digestion de la quantité précitée de fibrine, il peut former la poudre nutrimentive, et cet essai est la condition seule de l'assurance qu'on a un produit applicable en thérapeutique.   L. C.

(1) Mémoire sur les aliments et les nutriments, par le docteur Lucien Corvisart. Broch. in-8; chez Labé, libraire. Paris, 1854.

2° Qu'il y a réellement plusieurs sortes de nutriments, très-distinctes par leurs caractères physiques, chimiques et organoleptiques ;

3° Qu'une seule chose est nécessaire pour opérer cette transformation des aliments en nutriments ; c'est cette pepsine acidifiée, cette poudre que j'appelle, à cause de son action spéciale, *poudre nutrimentive ;*

4° Que, sous l'influence de ce médicament tout physiologique, les aliments azotés subissent les mêmes modifications physiques, chimiques et organoleptiques, qu'ils auraient subies sous l'influence du suc gastrique, et dans l'estomac même ;

5° Que cette poudre, à part un degré variable de force, a la même action pour transformer les aliments en nutriments, que sa pepsine soit extraite de la muqueuse d'un carnivore ou de celle d'un herbivore ; c'est-à-dire que sa vertu fermentifère est toujours semblable : démonstration d'un intérêt de premier ordre, et sur laquelle il ne peut rester un doute, soit qu'on examine mes expériences physiologiques, soit qu'on examine les résultats thérapeutiques ;

B. Qu'à la condition de la présence du suc gastrique ou de cette poudre avec les aliments azotés et d'une température de + 40° th. c., le lieu où se fait l'opération est tout à fait indifférent ;

Que cette fermentation, c'est-à-dire cette digestion, ait lieu soit dans l'estomac vivant lui-même, soit dans un bocal inerte (soit, comme pour prendre un moyen terme, dans une poche en caoutchouc, renfermant le ferment digestif et les aliments, mais introduite elle-même dans un estomac vivant, lequel donne ainsi ses mouvements et sa chaleur, mais non son suc gastrique), partout les aliments sont, de même, transformés en nutriments, doués encore, dans tous ces cas, des mêmes caractères physiques, chimiques et organoleptiques.

Si ces expériences physiologiques, variées un nombre infini de fois, démontrent qu'il n'y a qu'un seul agent pour faire la digestion, que, sous son influence, les aliments deviennent toujours assimilables, et qu'à l'aide de *la force vive* que contient la poudre nutrimentive on peut transformer *partout* les aliments en nutriments, on doit donc, à l'aide de l'usage de celle-ci, *faire digérer et nourrir ceux dont l'estomac, par un vice de sécrétion, est privé de cet agent, de cette force vive, agent et force indispensables à la nutrition et à la vie.*

Le succès de ma méthode devient donc la plus belle preuve de la vérité et de la solidité de mes précédentes études.

Ce but est assez élevé pour m'avoir attiré beaucoup d'envie ; aussi, pour n'être accusé ni de partialité ni d'aveuglement, les faits que je prends ici pour exemples ne sont point de ma pratique, mais ont été recueillis et rédigés par des confrères éclairés.

Mais d'abord il faut se rendre bien compte des circonstances qui, dans l'état normal, sont propres à mettre en jeu la nutrition dans toute son énergie; on aura mieux présentes à l'esprit les conditions pathologiques où les prises nutrimentives pourront réussir, et l'explication des insuccès dans les cas où l'emploi de ce médicament a été mal dirigé.

L'entretien de la vie, dans l'état de santé comme de maladie, exige :

1º Qu'on prenne des aliments (1);

2º Que l'estomac les garde;

3º Que l'estomac sécrète le ferment digestif propre à les convertir en nutriments;

4º Que l'estomac remue assez les aliments avec ce ferment pour les mélanger intimement, et les échauffe;

5º Que l'économie absorbe le produit de l'action du ferment sur les aliments, c'est-à-dire les nutriments;

6º Que l'économie assimile ces derniers.

Or, pour le premier et le dernier cas, trop de retard peut rendre toute ressource ultérieure inutile. De même que le défaut trop prolongé d'aliments fait perdre à l'estomac sa faculté digestive, en sorte que, bien qu'on rende à l'organe des aliments, il ne les digère plus : de même le défaut trop prolongé de digestion fait perdre à l'économie sa faculté assimilatrice; en sorte qu'on a beau transformer les aliments en nutriments (soit à l'aide de son propre principe digestif, ou de la poudre nutrimentive), l'économie ne les assimile plus.

C'est ainsi que l'expectation prolongée peut frapper d'impuissance la méthode que je soutiens.

Dans le cinquième cas, cette méthode serait également impuissante ; mais il n'arrive que dans les dernières heures de la vie que les forces de l'absorption sont éteintes.

Reste donc à examiner le défaut de sécrétion, le défaut de trituration, et le défaut de séjour, c'est-à-dire le défaut des trois conditions essentielles aux facultés digestives, et à leur opposer une médication appropriée.

A. *Défaut de sécrétion.* — Je n'ai pas besoin d'insister ici pour faire comprendre qu'il n'y a point de digestion possible, si l'agent de la digestion n'est point sécrété par l'estomac; ni de développer la manière de suppléer à ce vice et de le guérir, puisque c'est tout l'objet de ce Mémoire.

B. *Défaut de trituration.* — Chacun comprendra facilement l'im-

_____

(1) Il est bien évident que la diète passagère ne tue ni en santé ni en maladie, mais que, trop prolongée, elle tue dans les deux cas. On la supporte mieux cependant dans la maladie, et surtout dans certaines maladies.

portance des mouvements de l'estomac pendant la digestion chez les malades, lorsqu'il se rappellera les expériences suivantes :

En coupant chez un animal les nerfs pneumogastriques, l'estomac, quoique sécrétant encore le principe digestif, perd ses mouvements péristaltiques et antipéristaltiques. Dès lors le principe digestif ne se mélange plus intimement avec les aliments, il en imbibe seulement la surface. Presque toute la masse, dès lors, reste indigérée, la surface seule se convertit en nutriments.

Ce qu'une expérience physiologique produit, comme on vient de le voir, la maladie peut l'opérer elle-même sans vivisection, et le défaut de digestion ne tenir qu'à l'immobilité des parois de l'estomac. C'est à cette fâcheuse immobilité qu'on peut parer, en excitant la contraction musculeuse diminuée ou abolie pathologiquement, par l'administration de la noix vomique ou de son alcaloïde, la strychnine. Mais si dans cette tentative on échouait, il faudrait supposer que, en même temps que les muscles sont énervés, le principe digestif est aussi sécrété en moins grande abondance qu'il n'est nécessaire à la digestion.

Je prescris alors la poudre nutrimentive n° 3, soit :

Poudre nutrimentive n° 1 (un ou deux grammes);

Strychnine, 3 milligrammes ; mêlez. A prendre au repas.

C. *Défaut de séjour.* — Il serait superflu de dire que les aliments qui ne séjournent pas assez longtemps dans l'estomac ne peuvent se digérer ; chacun sait que les membranes musculeuse ou muqueuse du ventricule peuvent être pathologiquement si irritables, que le moindre contact des aliments peu digérés ou indigérés avec l'organe excite les douleurs et le vomissement. Je conseille, dans ce cas, la poudre nutrimentive n° 2, soit :

Poudre nutrimentive n° 1 (un ou deux grammes);

Chlorhydrate de morphine ou codéine, 1 centigramme ; mêlez.

J'insiste beaucoup sur ce mélange, et voici pourquoi :

Si on emploie les narcotiques seuls, comme on fait si souvent, et qu'il y ait réellement, avec cette irritabilité, vice de sécrétion, les narcotiques ne font qu'empêcher l'estomac de révéler, par la douleur ou le vomissement, l'état d'indigestion des aliments. Dans ces cas, la médication narcotique seule est homicide, car elle laisse passer inaperçue l'absence de l'acte le plus essentiel de la digestion, la formation des nutriments. Une indolente et muette inanition laisse arriver la perte des forces assimilatrices, contre laquelle la médecine est complétement désarmée; tandis que le danger n'existe plus avec cette association.

C'est, du reste, à la sagacité des médecins de faire varier ces essais; car, malheureusement, jusqu'à ce jour, il n'est aucun signe différentiel certain du manque de sécrétion, du manque de trituration ou de l'hyperesthésie, en tant au moins que phénomène prédominant pour chacun ; ce sont cependant ces vices associés ou isolés qu'il s'agit de guérir. Il est vrai qu'on a en ces médicaments d'excellents moyens de diagnostic, puisqu'ils montrent, par ce qui réussit, ce qui manque.

Dans certains cas, on pourrait mélanger moitié de la poudre n° 2, moitié de celle n° 3, s'il y avait atonie musculaire et hyperesthésie simultanées.

La poudre nutrimentive n° 1 est celle qui contient le principe digestif complet, doué de vertu digestive par lui-même (pepsine acidifiée), celle qu'il faut employer la première.

Il est des cas où la prescription de la poudre n° 4, qui ne contient que la pepsine seule (inerte jusqu'à ce qu'elle ait rencontré un acide), est indiquée, c'est quand évidemment il y a hypersécrétion d'acide dans l'estomac.

Ce serait une bien grave erreur que de croire que le degré d'aigreur ou d'acidité des vomissements indique toujours chez les malades, une sécrétion abondante ou trop abondante de suc gastrique. Tel suc gastrique, si acide qu'il en est corrosif, ne renferme que très-peu de pepsine et n'est pas propre à digérer ; les deux sécrétions, celle de l'acide, celle du ferment, sont tout à fait indépendantes.

Aussi, depuis longtemps, a-t-on renoncé à l'acide lactique préconisé dans les dyspepsies par M. Magendie et renouvelé par M. Handfield Jones, comme M. Debout l'a fait remarquer dans le *Bulletin de Thérapeutique*, 1854 (p. 299, 6e liv.). C'est par la même raison que le mode de préparation du bouillon fortifiant (avec l'acide chlorhydrique dilué), indiqué par M. Verdeil dans la Gazette hebdomadaire, n° 40, 1854, ne fait que rendre le bouillon plus chargé, sans lui donner de qualité nutrimentaire. Sans doute, dans les cas où l'acide du suc gastrique manquerait, ces substances pourraient être utiles ; mais c'est le cas le plus rare.

Voici des faits concluants, chacun à son degré, et je les choisis pour cela.

OBSERVATION I.

(Communiquée par le docteur A. Longet, membre de l'Académie de médecine.)

Fièvre typhoïde grave; au vingt-quatrième jour, la malade ne peut encore supporter aucune nourriture, même la plus légère. Usage des prises nutrimentives, aussitôt digestions faciles. Retour des accidents : douleurs vives d'estomac, diarrhée dès qu'on suspend par contre-épreuve le médicament. — Après dix jours de ce traitement, la malade peut digérer parfai-

tement, sans aucun secours étranger. — Mlle ***, âgée de quinze ans, élève de la maison impériale d'Ecouen, arrivée au vingt-quatrième jour d'une affection typhoïde grave, se trouvait, quoique convalescente, dans un état de débilité d'autant plus inquiétant, qu'elle ne pouvait supporter aucune nourriture, même la plus légère. Je lui fis prendre des poudres nutrimentives. Dès la première fois qu'une demi-prise lui fut administrée dans un potage au tapioka, celui-ci passa si librement qu'un second, dans les mêmes conditions, fut donné à la malade trois heures après le premier et, comme lui, fut digéré sans fatigue.

Le second jour, il en fut de même de trois autres potages et d'un œuf à la coque.

Le troisième jour, avec intention, on négligea d'ajouter la demi-prise nutrimentive au premier potage du matin, qui détermina de vives douleurs d'estomac et d'entrailles, puis une selle liquide.

Au contraire, les deux autres qui furent administrés dans la même journée et qui contenaient chacun une demi-prise nutrimentive, donnèrent lieu à une digestion complète et facile.

Le quatrième jour de l'administration des poudres nutrimentives, la malade mangea des potages et du poulet.

Depuis lors, une nourriture de plus en plus substantielle put être mise en usage ; mais chaque fois que, volontairement, la prise était supprimée pour un repas, la digestion de ce repas était plus ou moins pénible. Cet état de choses dura dix jours, après lesquels les digestions redevinrent normales.

Pendant ce laps de temps, il y eut ordinairement une constipation assez prononcée, qui, du reste, céda aux moyens les plus simples.

OBSERVATION II.

(Recueillie par M. le docteur Berthelot, médecin à Paris.)

Mlle B... éprouve depuis un an de la pesanteur à l'estomac et une grande difficulté à digérer, surtout le repas du soir ; cet état continuant malgré une médication variée, je lui fais prendre une prise nutrimentive à chaque repas du soir. A partir de ce moment, elle digère beaucoup mieux. Aussitôt qu'elle cesse ces prises, et un grand nombre de fois j'en ai fait l'essai, elle digère beaucoup moins bien, et les douleurs épigastriques reparaissent aussitôt. Toujours la reprise de la préparation nutrimentive rend la digestion indolente et facile.

OBSERVATION III.

(Communiquée par le docteur Cahagnet, médecin à Napoléon-Vendée.)

Après une dyspepsie habituelle depuis sept ans, avec atonie digestive et perte des forces, maladie qui résiste aux toniques, aux purgatifs, aux narcotiques, au charbon végétal, aux eaux de Seltz et de Vichy, — Endocardite grave. — Après sa guérison, redoublement de la dyspepsie ; malgré les amers, l'eau de Vichy, etc., aucune alimentation n'est supportée ; le malade s'affaiblit et vomit tout, même les bouillons et le jus de viande. Usage du sirop nutrimentif seul, pendant huit jours. Dès le premier jour, digestion bonne, alimentation rendue plus copieuse et plus substantielle : les forces reviennent assez pour permettre des promenades au jardin. — Rechute de l'endocardite. —

Mort. — **M.** Savary, entrepreneur à Napoléon-Vendée, âgé de quarante-cinq ans, d'une constitution bilioso-nerveuse, éprouvait, depuis environ sept ans, des dérangements dans ses fonctions digestives. A des intervalles plus ou moins éloignés, il est pris de vomissements, qu'il considère comme des indigestions. Cette indisposition laisse l'estomac fatigué pendant quelques jours, puis ce désordre cède à une diète modérée. Indépendamment de ce trouble fonctionnel, dont la fréquence a peu à peu augmenté, les organes digestifs présentent de la lenteur, de la paresse dans leurs fonctions.

Appelé, pour la première fois, à donner des soins à ce malade, dans le mois d'août 1853, je ne constatai, malgré un examen minutieux, aucune lésion organique des organes digestifs, et mes recherches ultérieures n'apportèrent point de modification à mon diagnostic. La langue était pâle, blanchâtre, humide ; il n'y avait pas de soif ; l'inappétence et la constipation étaient habituelles ; le ventre était souple, sans sensibilité ni tension abdominales.

Le genre de vie du malade est régulier : M. Savary ne se livre à aucun excès ; il suit un régime convenable, paraît rechercher de préférence les aliments acides ou fortement assaisonnés.

Je ne vis dans cet ensemble de phénomènes qu'un trouble fonctionnel, auquel j'opposai des moyens légèrement excitants. Quelques prises de rhubarbe associée à la magnésie et au quinquina furent conseillées ; mais, l'estomac les supportant mal, le malade y renonça promptement. Cet état persista en s'aggravant peu à peu, malgré les nombreux moyens qui furent successivement tentés : sous-nitrate de bismuth, charbon végétal, purgatifs variés, toniques, narcotiques, eaux de Seltz, de Vichy, etc. Le seul remède qui sembla produire un effet salutaire fut l'usage d'une infusion de columbo, édulcorée avec le sirop d'écorces d'oranges amères. Les forces diminuaient sensiblement, lorsque, dans les premiers jours d'avril, M. Savary, appelé par ses occupations à quelques lieues de notre ville pour y voir des travaux confiés à sa direction, revint très-fatigué de son voyage, et me fit appeler. Je constatai alors chez lui une endocardite aiguë des mieux caractérisées. La faiblesse du sujet ne me permit d'employer qu'avec modération le traitement antiphlogistique. Je parvins néanmoins, avec des applications de sangsues répétées, des boissons nitrées à haute dose, des bains et des révulsifs, à enrayer une affection qui, survenue dans de si fâcheuses conditions, nous menaçait d'une terminaison prochaine et fatale.

Les désordres du côté du cœur semblaient conjurés, lorsque le trouble des organes digestifs, aggravé sans doute par le traitement antiphlogistique et les boissons confiées à l'estomac, prit un développement inquiétant. La langue se couvrit d'un enduit blanchâtre épais ; une dyspepsie complète survint. Le malade refusait opiniâtrément toute espèce d'alimentation. En vain les purgatifs, les boissons amères, les bouillons, les jus de viande furent essayés, l'estomac rejetait tout. L'eau de Seltz, l'eau de Vichy n'eurent pas plus de succès, la glace même fut à peine supportée. Le malade semblait voué à une mort prochaine, si l'on ne parvenait à modifier cette disposition de l'estomac. De concert avec mon confrère, M. Merland, j'essayai le sirop nutrimentif. Un peu de bouillon de veau, associé à une demi-cuillerée de sirop nutrimentif, fut toléré, et l'essai, plusieurs fois répété, réussit. Bientôt l'alimentation put être rendue plus copieuse et plus substantielle, en augmentant la quantité du sirop, qui fut pris régulièrement, pendant huit jours, à la dose d'une cuillerée, matin et soir. L'estomac recouvra peu à peu ses fonctions. Nous nous félicitions d'un résultat si satisfaisant, que nous ne pouvions attribuer qu'à l'emploi du sirop prescrit à l'exclusion de tout autre médicament, lorsque le malade le vomit une fois et refusa de le continuer. Malgré sa suspension, l'amélioration se soutint encore pendant quelques semaines, et M. Savary reprit assez de forces pour pouvoir faire quelques tours de promenade dans son jardin. Mais bientôt la maladie de cœur, que nos efforts n'avaient qu'assoupie, se réveilla avec une nouvelle force, et, toute médication devenant impuissante à en arrêter le progrès, le malade a succombé dans les derniers jours de mai. Je ne mets pas en doute que le succès eût couronné nos efforts, sans la malheureuse complication qui les a rendus stériles.

OBSERVATION IV.

(Recueillie par M. le docteur Parise, professeur à l'Ecole de médecine de Lille.)

Il s'agissait d'une jeune femme, de constitution très-faible, mal réglée, et soumise à l'usage des préparations ferrugineuses depuis longtemps, lorsqu'elle devint enceinte pour la première fois. Je ne faisais alors que soupçonner son état de grossesse.

Les troubles du côté de l'estomac devinrent si inquiétants, que j'eus recours aux prises nutrimentives.

Elle en fit usage pendant douze ou quinze jours.

Dès le premier jour, la digestion se fit beaucoup mieux; il en fut de même les jours suivants, et bientôt elle put digérer sans ce moyen.

Il importe de remarquer que la grossesse arrivait au quatrième mois; peut-être faut-il attribuer aux modifications que subit l'utérus, vers cette époque, le changement survenu dans la digestion? Cependant je ne doute pas que le médicament n'ait eu une véritable utilité.

OBSERVATION V.

(Communiquée par M. le docteur Huet, médecin-adjoint de la maison impériale de la Légion-d'Honneur à Ecouen.)

Gastralgie datant de plusieurs années, résistant aux antiphlogistiques, aux amers, aux ferrugineux, aux antispasmodiques; usage des prises nutrimentives. — Digestion aussitôt bonne, suspension volontaire des prises pendant quatre jours. — Réapparition de tous les symptômes. — Retour aux prises nutrimentives pendant douze jours. Nouvelle disparition du mal. — On peut cesser désormais le médicament vingt-sept jours, et, pendant ce temps aucun accident ne reparaissant, la guérison est confirmée. — Mme Masc..., âgée de cinquante ans, a depuis bien des années déjà une gastralgie caractérisée par de la pesanteur, du gonflement épigastrique, surtout après les repas; par une douleur quelquefois très-vive à cette région, des rapports acides et âcres, enfin par une constipation opiniâtre.

Cette dame a été longtemps traitée pour une gastrite, aussi ne lui a-t-on épargné ni les saignées générales ni les sangsues à l'épigastre.

Depuis que je donne des soins à Mme Masc..., j'ai employé les amers, les ferrugineux, les antispasmodiques, et une hygiène appropriée à la nature du mal; mais sans grand succès.

Le 22 août, je lui ordonne deux prises nutrimentives dans la journée, une prise au commencement de chaque repas.

Le 23, je revois la malade, elle me dit qu'elle a moins souffert, que les digestions ont été plus faciles, que la pesanteur a été moindre.

Je lui recommande de continuer les prises quatre jours encore, puis de les supprimer, voulant m'assurer par là que le mieux qu'éprouve déjà la malade est bien dû aux prises nutrimentives.

Du 23 au 26, Mme Masc... a pris deux prises par jour, et pendant ce laps de temps les digestions ont été faciles, la malade n'éprouve ni pesanteur à l'épigastre ni rapports acides.

Du 26 au 5 septembre, Mme Masc... ne prend pas de prises nutrimentives.

Je la revois le 2 septembre; elle me dit qu'elle souffrait encore, que les digestions ne se faisaient plus, que la douleur épigastrique avait reparu, la malade demande que je lui prescrive les prises qu'elle prenait auparavant.

Le 6 septembre, Mme Masc... recommence les prises et en use six jours de suite. Le 13, Mme Masc... ne souffrait plus, digérait bien, et allait beaucoup mieux à la garde-robe. A partir de ce moment, les digestions se firent toujours bien, les souffrances ne reparurent plus, la santé redevint parfaite. Aujourd'hui, 5 octobre, je le constate de nouveau.

Ces cinq exemples, chacun différent, portent leur conclusion.

Les maladies idiopathiques ou symptomatiques de l'estomac peuvent donc, quand elles consistent principalement dans le défaut de sécrétion, guérir par l'emploi seul de la poudre nutrimentive, comme on le voit dans les obs. II et V.

Dans certains cas de maladies longues, dans beaucoup de convalescences de maladies graves, où une diète prolongée a été nécessaire, il arrive bien souvent que les tentatives même les plus légères d'alimentation causent des accidents dangereux, parce que l'estomac n'a pas recouvré sa sécrétion tarie, en sorte que, soit ces tentatives malheureuses, soit l'absence au contraire d'alimentation, entravent la guérison; si bien que des malades, qui auraient guéri s'ils eussent été soutenus, meurent sans avoir eu, pour ainsi dire, le temps de guérir : ainsi de beaucoup de convalescences de fièvre typhoïde. Voir obs. I. Ils montrent quelle responsabilité pèse sur le médecin qui, par scepticisme ou insouciance, hésite, recule l'emploi des méthodes raisonnables et laisse marcher l'inanition.

Dans les maladies même incurables, le défaut de digestion hâte la mort, obs. III : n'est-ce pas un bienfait de soutenir la vie par la médication nutrimentive, tant que les forces assimilatrices subsistent?

Combien de fois dans tous ces cas les praticiens, pénétrés de ces vérités, n'essayent-ils pas de nourrir les malades en leur donnant des aliments ! mais le défaut de principe digestif fait que ces derniers ne sont point digérés. Les médecins, effrayés par les secousses de l'indigestion, et les dangers de cette fatigue nouvelle, s'arrêtent, et préfèrent encore laisser les malades à eux-mêmes, c'est-à-dire à l'inanition, qui conduit à la mort.

Les médecins ne sauveront-ils pas bien des malades s'ils peuvent atteindre leur but, nourrir sans indigestion, nourrir pour ainsi dire les malades en se passant de leur estomac et de ses forces, en leur faisant opérer, à l'aide des préparations nutrimentives, comme une digestion artificielle, qui fournira, sans danger, aux forces assimilatrices, des nutriments doués de toutes leurs propriétés assimilables ?

La prise nutrimentive (1) se donne enveloppée dans du pain à chanter; le malade prend cette poudre en se mettant à table, et éloigne toute autre médication interne, pendant les deux heures qui suivent ou les deux heures qui précèdent le repas; car plusieurs médicaments détruisent sa vertu, une température supérieure à 40° th. c. fait de même.

Pour un malade, quelque malade qu'il soit, une prise nutrimentive ou deux ont généralement suffi pour opérer la digestion d'une côtelette ou plus et d'un potage ; il est nécessaire de donner de la viande ou quelque aliment animalisé ou azoté avec le médicament ; car, sans cela, qu'aurait à faire ce dernier ?

La digestion des aliments dits respiratoires, féculents, etc., peut être facilitée par ces préparations, parce que la conversion de la fécule en glucose nécessaire à l'assimilation ne peut se faire qu'à condition que la fécule soit mise à nu par la dissolution de la matière azotée à l'aide du principe digestif de l'estomac; parce qu'alors seulement, le ferment diastasique peut attaquer et transformer l'aliment (fécule) en nutriment (glucose).

Lorsque, employée pendant quatre repas, la poudre n° 1 n'a pas rendu la digestion bonne, que chacune des autres poudres (n° 2 et 3) employée le même temps n'a pas plus d'effet, lorsque surtout, après leur suppression à chacune d'elles, la digestion ne se fait pas plus mal que pendant leur usage, il faut renoncer à ces médicaments, ils sont impuissants, car leur cachet est d'agir vite et nettement.

Mais leur action, quoique appréciable, peut être moins marquée au

---

(1) Quoique je cite dans ce Mémoire l'emploi du liquide; une administration et une conservation plus faciles m'ont fixé à l'emploi exclusif de la poudre nutrimentive.

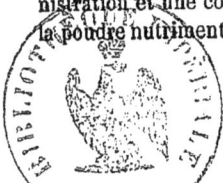

2

début que dans le cours de la médication, parce qu'à leur puissance vient s'ajouter celle de l'estomac revenue par la nutrimentation mise à profit par les forces assimilatrices.

On voit, dans les cas que j'ai rapportés, qu'on a, ainsi que je le conseille toujours instamment aux praticiens, interrompu pendant plusieurs repas la poudre nutrimentive qui avait rendu les digestions bonnes, et qu'aussitôt celles-ci sont redevenues mauvaises : contre-épreuve presque innocente pour le malade, mais qui force sa conviction et celle du médecin, et éclaire vivement, en cas de succès comme d'insuccès, sur l'opportunité du médicament,

DEUXIÈME PARTIE.

DYSPEPSIE PAR VICE :

1° SÉCRÉTOIRE ; 2° MUSCULAIRES ; 3° SENSITIF DE L'ESTOMAC.

CONSOMPTION
PAR DÉFAUT OU INSUFFISANCE :

1° D'ALIMENTATION ; 2° DE NUTRIMENTATION ; 3° D'ASSIMILATION ;

DANS LES DIVERSES PÉRIODES DE MALADIES.

Je dois en partie aux médecins, qui, sans autre préoccupation que celle de guérir, m'ont communiqué, dans leurs observations, les fruits de leur ardeur pour la science, de pouvoir accentuer ici les prétentions thérapeutiques du nouveau médicament indiquées dans le précédent Mémoire.

Ce m'est un devoir de placer ici, comme un hommage, les noms de ces médecins progressistes : MM. Berthelot, Boulu, Cahagnet, Cusco, Durand, Fricaud, A. Godart, Hérard, Huet, Landry, H. Larrey, Longet, Parise, Rilliet (de Genève), Vernois.

Les résultats qui ont été obtenus sont propres à me faire plus que jamais persévérer dans la même voie.

En effet, si chaque accès de fièvre intermittente coupé par le sulfate de quinine est une preuve de la vertu antipériodique de ce dernier, chaque repas laborieux ou impossible, rendu facile et complet par la poudre nutrimentive, est une preuve qu'elle remplit bien l'office du principe digestif.

Or, si l'on calcule le nombre de repas dans lesquels son emploi a eu cet effet, on arrive bien au delà du chiffre imposant de six cents, sur trente-deux observations, qui, pour aujourd'hui, sont rapportées, et cet effet est relevé de toutes les contre-épreuves, où, avant la terminaison de la maladie, le médicament étant enlevé à un repas, à ce repas même reparut l'indigestion.

Je ne sais si beaucoup de médicaments impatronisés dans la pratique générale se sont offerts, pour la première fois, aux médecins avec des données également encourageantes.

CHAPITRE PREMIER.

DYSPEPSIE.

§ 1. — *Dyspepsie due à l'altération de la fonction sécrétoire de l'estomac.*

Les phénomènes physiologiques qui accompagnent une bonne digestion (laquelle implique une sécrétion gastrique normale, quant à la qualité et à la quantité) sont les suivants : les aliments azotés, pris avec appétit, arrivent dans l'estomac et s'y transforment en nutriments, sans exciter aucune sensation de gêne, de pesanteur ou de gonflement ; et, une fois transformés, ils passent doucement dans les intestins sans provoquer ni coliques ni diarrhée ; pendant toute la formation des nutriments et leur absorption, l'économie éprouve un sentiment de bien-être, d'aptitude au jeu de toutes les fonctions de réparation.

La dyspepsie par défaut, insuffisance, ou mauvaise qualité du principe digestif, présente des phénomènes tout inverses et pathologiques.

Le tableau de ces derniers se déroule, dans chacune des observations suivantes.

Je rapporte ces observations de dyspepsie pour prouver :

1° Que quand la secrétion gastrique manque, la pepsine acidifiée fait elle-même la digestion et remplace la fonction principale de l'estomac ;

2° Que ce médicament physiologique, opérant la digestion, fait disparaître les phénomènes de l'indigestion ou de la digestion laborieuse : pesanteur, gonflement, douleurs épigastriques, renvois ou nausées, vomissements ou diarrhée, malaise, céphalalgie, etc. ;

3° Qu'il fait disparaître d'autres phénomènes plus éloignés, mais qui, néanmoins, appartiennent à la dyspepsie habituelle, éphélides, etc. ;

4° Qu'en reposant l'estomac, les préparations nutrimentives font recouvrer à l'organe sa sécrétion normale, et assurent la guérison définitive de la dyspepsie causée par une altération de la sécrétion du ventricule.

C'est donc sur ces points que, dans ces observations, j'appelle le sévère et impartial examen du lecteur.

L'observation II, dans le précédent travail, est de la nature des observations suivantes :

OBSERVATION VI.

(Recueillie par M. le Dr O. Landry, ex-interne des hôpitaux.)

Dyspepsie. — Digestion laborieuse, gonflement, renvois, douleurs, perte d'appétit.— Consécutivement chlorose. — Insuccès de la magnésie calcinée, du fer. — Usage des prises nutrimentives. — Dès le premier repas digestions bonnes. — Jeune fille de campagne, âgée de vingt ans, d'un tempérament lymphatique, assez chétive, contractant facilement les affections épidémiques. Depuis un an elle habite Paris ; toujours elle a été passablement nourrie dans sa famille, mais mangeait rarement de la viande ; aussi, dès les premiers mois de son séjour chez moi, où elle est domestique, elle prit de l'embonpoint et des couleurs.

A la suite d'un embarras gastro-intestinal fébrile de quelques jours de durée, ses digestions devinrent languissantes ; il survint, après chaque repas, du gonflement épigastrique, une sensation d'étouffements, des renvois, des douleurs gastralgiques ; l'appétit s'affaiblit, puis apparurent les symptômes de la chlorose. Une toux nerveuse, sèche, fatigante, continuelle, prenait la malade quand elle était debout et disparaissait la nuit.

L'administration de la magnésie calcinée après les repas, de l'eau ferrée, n'amenèrent pas un grand résultat ; la dyspepsie paraissait tout dominer. J'essayai alors les prises nutrimentives ; douze furent données, une à chaque repas. Dès la première, la digestion eut lieu sans douleur, et l'administration des onze autres fut suivie du même résultat. *L'appétit était revenu* ; le médicament, les digestions étant bonnes, fut cessé, et je remis alors la malade à l'eau ferrée et à la magnésie calcinée, qui, auparavant, n'avaient point eu de succès. Les digestions continuèrent à se bien faire, l'appétit continua, la toux cessa, et la santé se rétablit complétement

OBSERVATION VII.

(Recueillie par M. le Dr Berthelot, méd. à Paris.)

M. P., âgé de trente-six ans, d'un tempérament bilioso-nerveux, grand fumeur, était depuis deux ans fatigué par de pénibles digestions, et vomissait presque tous les jours après son dîner.

Une nourriture plus légère, plus de modération dans l'usage du tabac lui furent prescrites, mais n'améliorèrent en rien les digestions.

Je lui prescrivis alors de prendre au déjeûner et au dîner une prise nutrimentive dans la première cuillerée de soupe ou de potage. Pendant dix jours que ce traitement fût suivi, M. P. digéra mieux et les vomissements disparurent ; puis le traitement fut interrompu. Quinze jours après l'interruption des prises, M. P. vint me remercier ; il m'assura qu'il se trouvait très-bien, ne vomissait plus, et digérait parfaitement.

OBSERVATION VIII (1).

(Recueillie par le Dr A. Godart, membre corresp. de l'Acad. de méd.)

Mlle E..., sous-maîtresse de pension, âgée de trente ans, vint me consulter le 7 janvier 1854 : elle se plaignait de douleurs d'estomac qui
augmentaient peu par la pression. Loin d'avoir de l'appétit, elle éprouvait
de l'éloignement pour toute nourriture, dont la digestion était douloureuse,
surtout pour le repas du soir ; elle dormait mal pendant la nuit, éprouvait
souvent des spasmes, de l'oppression ; elle ne pouvait remplir que pénible-
ment ses fonctions.

Je prescris une *prise nutrimentive* au commencement du dîner, et matin et
soir une pilule d'extrait d'aconit et de datura stramonium; mais le pharma-
cien ayant recommandé à la malade de bien prendre garde à ces substances, de n'en pas prendre plus que la dose prescrite, que ces médicaments
étaient actifs et dangereux, elle fut effrayée et n'en prit pas du tout. Elle
se contenta de prendre la *poudre nutrimentive*, qu'elle continua pendant
vingt-quatre jours ; et, aujourd'hui, 23 février, elle me dit que dès le second jour elle s'est trouvée mieux, que de ce moment ses digestions se sont
rétablies, que l'appétit est revenu, qu'après quelques jours les spasmes, les
étouffements se sont dissipés, que les nuits sont devenues bonnes, et que,
depuis le commencement du mois qu'elle a cessé les poudres nutrimentives,
elle a continué à aller assez bien, que cependant *l'appétit n'est plus aussi
vif que pendant qu'elle en faisait usage.*

Comme réflexion incidente, qu'il me soit permis de répéter une remarque que je faisais dans ma première publication : « Un effet incon-
stant, mais réel et bien précieux du médicament physiologique, a été
de rappeler l'appétit » (les observations VI, VIII, par exemple, le montrent bien nettement, cette dernière avec contre-épreuve), et de rappeler même l'appétit avec une intensité et une rapidité fort remarquables, comme dans l'observ. VIII.

L'observation suivante montre que l'appétit peut n'être point rappelé d'une manière notable, sans que les préparations nutrimentives
perdent rien de leur énergie pour guérir la dyspepsie.

OBSERVATION IX (2).

(Communiquée par le docteur Rilliet, médecin en chef de l'hôpital
de Genève).

*Une dame de vingt-six ans est atteinte de dyspepsie qui revient à des inter-
valles variables. Le traitement par les préparations nutrimentives est suivi*

---

(1) Obs. XII du Moniteur des Hôpitaux.
(2) Extraite d'un mémoire intitulé *De la dyspepsie et de l'apepsie*, par
M. Rilliet, *Revue médico-chirurgicale*, 1854-1855. — Le lecteur trouvera
dans ce mémoire les détails les plus intéressants et un certain nombre
d'observations relatives à l'emploi des préparations nutrimentives.

d'une rapide amélioration. — Mme C..., âgée de vingt-six ans, a eu, il y a un an et demi, dans le cours d'une grossesse, une maladie caractérisée par de la fièvre et du dévoiement; la convalescence a été longue; depuis lors sa santé s'est rétablie. Après ses couches, qui ont eu lieu au mois d'août 1853, elle a eu de la fièvre pendant quinze jours, et depuis cette époque elle a éprouvé de la dyspepsie, qui est revenue à intervalles d'une longueur variable, de quelques semaines à deux ou trois mois. La dernière crise date du mois d'avril 1854.

Les symptômes dyspeptiques consistent dans une grande difficulté dans la digestion, dans de fréquents renvois ayant le goût des aliments et dans de la constipation sans gonflement abdominal. La soupe est l'aliment qui pèse le plus, elle la sent encore quatre heures après l'avoir prise. La viande rôtie passe mieux.

Depuis le début de cette dernière attaque, Mme C... a pâli et maigri, ses forces ont sensiblement diminué, toute application intellectuelle lui est impossible après le repas. Elle est naturellement fort nerveuse et depuis qu'elle est malade, elle l'est encore plus qu'à l'ordinaire. Cependant elle n'a jamais eu de véritable attaque hystérique.

Je vois Mme C... le 11 juillet 1854. C'est une femme délicate, au teint pâle et légèrement bistre. Son apparence est chlorotique et anémique; cependant je ne perçois pas de bruit de soufflé dans les carotides. Ses époques manquent depuis deux mois. Les symptômes dyspeptiques sont très-caractérisés. Ainsi l'appétit fait défaut, la bouche est habituellement pâteuse, il y a de la soif, soit pendant les repas, soit dans leur intervalle, la constipation est opiniâtre, la langue humide tachetée de points rouges. L'abdomen est indolent, et l'on n'y sent ni tumeur ni résistance.

Jusqu'ici on n'a fait aucun traitement. Le 11, je prescris un régime sec, composé de viandes rôties, d'œufs, de poissons, de bons légumes et chaque jour deux poudres nutrimentives, une un quart d'heure avant le déjeuner, l'autre un quart d'heure avant le dîner.

Le 12, elle a pris ses deux poudres, une avant le dîner d'hier, composé d'une petite quantité de trois viandes, l'autre avant le déjeuner, à la fourchette, de dix heures du matin. Elle a mieux digéré ces deux repas. Le chocolat qu'elle a pris le matin lui a pesé, il n'avait pas été précédé par une poudre.

Le 13, même traitement. Mme C... remarque que la pesanteur épigastrique débute presque immédiatement après l'ingestion des aliments, mais aussi qu'elle est débarrassée plus tôt de cette sensation pénible.

14. Le dîner d'hier a parfaitement bien passé; elle a mangé une côtelette et des carottes. Aujourd'hui 14, elle a déjeuné, à dix heures et demie, avec du poisson et deux œufs; il est une heure et elle ne sent pas son repas. Deux poudres.

15. Le déjeuner a très-bien passé et le dîner beaucoup mieux qu'autrefois. Je prescris une cuillerée nutrimentive avant le déjeuner, et une avant le dîner.

16 et 17. Mme C... a pris quatre cuillerées nutrimentives; elle se trouve beaucoup mieux; sa digestion est plus courte et plus facile, point de chaleur à l'estomac. Même appétit. Elle n'a pas augmenté la quantité de la nourriture.

18-19. Trois cuillerées nutrimentives. L'amélioration se soutient, la digestion continue à être beaucoup plus facile, mais l'appétit n'est pas plus vif et la constipation persiste. Mme C... quitte Genève dans un état de santé satisfaisant.

Remarques. C'est à l'état chloro-anémique que je rattache la dyspepsie de cette maladie. Le traitement que je lui ai fait subir a été suffisamment prolongé et a réussi à dissiper presque tous les symptômes.

J'avais prié cette dame étrangère de me faire savoir si la maladie avait récidivé; je n'ai reçu jusqu'ici aucune communication qui puisse me faire penser que la guérison ne se soit pas soutenue.

J'ai recueilli plusieurs autres observations que je ne reproduis pas ici, parce qu'elles ne sont pas terminées; mais je puis dire que, dans la plupart des cas, j'ai constaté une influence favorable de la méthode nutrimentive. Lorsque ces faits seront au complet, ils pourront faire le sujet d'une nouvelle communication.

OBSERVATION X.

(Recueillie par M. le Dr Huet.)

Dyspepsie. — Usage des prises nutrimentives. — *Aussitôt les digestions sont bonnes.* —*La malade cesse l'usage du médicament.* — *Il revient du malaise.*— Mme Ap., d'Ecouen, âgée de trente-huit ans, bien portante habituellement, a, depuis quelque temps, des digestions difficiles.

Cette dame, après chaque repas, éprouve de la chaleur, de la pesanteur, et une sensation de barre à l'estomac.

Je lui conseille, le 6 septembre, des poudres nutrimentives. Pendant deux jours elle en prend, mais une seulement et au principal repas. Les digestions sont rendues plus faciles. Du 9 au 16, pendant sept jours, Mme Ap. prend deux prises, l'une à déjeuner, l'autre à dîner. Pendant tout ce temps la malade digère bien, n'éprouve plus cette chaleur et cette pesanteur après chaque repas.

Du 6 septembre au 5 octobre, Mme A. a cessé le médicament. Pendant ce temps, elle a éprouvé un certain malaise après ses repas. Aussi le 5 octobre, je l'engage à reprendre quelques prises.

OBSERVATION XI (1).

Mme Maillard, âgée d'environ quarante-cinq ans, d'une bonne constitution, perdit, en 1849, son mari d'une attaque violente de choléra. En 1854, dans les premiers jours de juillet, elle donna des soins à une de ses voisines qui mourut aussi très-rapidement du choléra. Mme Maillard en fut tellement impressionnée que, quelques jours après, elle fut prise elle-même de coliques, de diarrhée et de vomissements jaunâtres sans crampes ni refroidissement. Au bout de sept ou huit jours, tous ces accidents avaient cessé et la faim se faisait sentir vivement; on donna du bouillon léger et il passa bien, mais, au premier potage, la diarrhée et les coliques revinrent sans vomissement.

Diète sévère, tisane de riz très-légère adoucie avec du sirop de ratanhia,

---

(1) Docteur Berthelot.

matin et soir, demi-lavement d'eau de son, d'amidon et de tête de pavot.

Après trois jours de ce traitement, la malade n'éprouvant plus rien, on lui donna de très-légers potages au tapioka ; aussitôt les coliques et la diarrhée reparurent ; même régime qu'avant, et les accidents cessent de nouveau ; on revient encore aux légers potages, qui sont supportés pendant deux ou trois jours, puis, pour la troisième fois, les coliques et la diarrhée reviennent encore avec une ténacité incroyable.

Malgré ces accidents, je fis continuer les potages, trois par jour, *mais en mettant,* dans la première cuillerée de chaque, 1 *gramme de poudre nutrimentive,* la digestion s'exécuta bien sans coliques ni diarrhée. On continua cette poudre pendant quinze jours de suite, 3 grammes par jour, à chaque repas ; chaque jour on augmenta la quantité et la variété de la nourriture ; au bout de ce temps, Mme Maillard pouvait manger toutes sortes d'aliments, sans avoir rien éprouvé depuis cette époque jusqu'à ce jour (8 novembre 1854).

OBSERVATION XII (1).

(Recueillie par M. le Dr Boulu, méd. p. quart. de l'Empereur.)

Mme X., âgée de vingt ans, d'une constitution faible, eut, il y a deux ans, une fièvre typhoïde, qui dura quarante jours, avec des symptômes graves.

La malade ayant eu l'imprudence, alors qu'elle n'était qu'à peine convalescente, de manger sept crêpes, eut une violente indigestion ; les symptômes de la fièvre typhoïde reparurent, et cette deuxième affection dura également quarante jours, pendant lesquels elle eut des hémorragies intestinales inquiétantes, qui cédèrent cependant aux boissons sulfuriques et à l'usage du ratanhia.

Depuis cette époque, le bon état des voies digestives ne reparut point, et les forces faiblirent ; la malade eut toujours un appétit languissant, des tiraillements d'estomac, des douleurs plus vives et des gonflements après les repas, très-souvent des vomissements, du malaise, de l'angoisse après dîner ; tantôt de la constipation, tantôt de la diarrhée ; la jeune malade resta maigre et décolorée.

Du quassia, puis du bismuth, le matin à jeun, l'eau de Vichy (un verre avec du vin par repas) n'amendèrent que légèrement cet état.

Au mois de mars, je lui prescrivis une *pilule nutrimentive* à chaque repas, et je la fis manger beaucoup plus ; elle suivit cette prescription vingt-cinq jours de suite ; dès les premières, les douleurs d'estomac disparurent, *l'appétit se releva,* la diarrhée cessa, les digestions furent parfaites et profitèrent, car la jeune personne reprit rapidement un air de santé. Malgré la cessation du médicament, elle se trouva parfaitement bien portante du côté des voies digestives pendant un mois ou six semaines. Des circonstances indépendantes de ma volonté empêchèrent que la malade reprît les poudres nutrimentives.

Aujourd'hui, huit mois après ce traitement passager, la malade est derechef prise de maux d'estomac, de difficultés dans les digestions ; mais elle a conservé bien plus d'appétit qu'avant les poudres, et ne vomit plus.

Son état, d'ailleurs, est tout à fait différent de ce qu'il était avant elles ;

---

(1) Obs. IX du Mon. des Hôp.

quoiqu'elle souffre, elle n'a plus l'air maladif, elle a des forces, plus d'embonpoint, etc.

Ce n'est point assez de calmer, comme on a vu par ces nombreux exemples, le malaise et les douleurs dyspeptiques, le vomissement ou la diarrhée, par l'emploi du médicament physiologique dont il est question, car sa puissance est plus grande, il faut qu'il détruise tout l'état morbide qui constitue la dyspepsie.

Bien que, dans les dyspepsies enracinées, le médicament, pendant l'usage qu'on en a fait, calme les symptômes incommodes; que, cet usage cessé, le bien obtenu se soutienne plusieurs jours, plusieurs semaines, comme on le voit par la dernière observation, néanmoins plus tard, à une époque quelquefois éloignée, le mal reparaît, si on cesse trop tôt l'usage du médicament.

Si, au contraire, à l'aide d'interruptions momentanées, puis de reprises de plus en plus courtes, on a mis en jeu toute l'action thérapeutique, c'est-à-dire, si l'on a plus ou moins reposé l'estomac, suivant son plus ou moins de faiblesse, tout en opérant la transformation essentielle des aliments en nutriments; on détruit la dyspepsie de telle sorte qu'elle ne reparaisse plus, comme dans les deux observations (1) qui suivent.

OBSERVATION XIII.

Mlle A. de S..., âgée de quinze ans environ, bien réglée, pensionnaire au couvent de l'Abbaye-aux-Bois, éprouva, pendant l'été de 1853, des pesanteurs d'estomac, de l'étouffement, de la plénitude et des douleurs vives dans la région épigastrique aussitôt après les repas; elles ne cessaient que cinq ou six heures après, lorsque la digestion était faite. Un régime doux, de l'eau de Vichy après les repas, des cataplasmes la nuit sur le creux de l'estomac, amenèrent du soulagement, mais non la guérison. Je lui conseillai de retourner dans sa famille, près d'Evreux, où les soins d'intérieur, l'exercice en bon air, une nourriture bonne mais légère, firent à peu près disparaître les difficultés de la digestion. Au mois de novembre 1853, elle revint au pensionnat, la digestion se fit bien pendant tout l'hiver; mais, au printemps, les douleurs épigastriques reparurent de nouveau et si intenses, pendant la digestion, que la malade ne pouvait presque plus manger, tant elle les redoutait. On recommença le traitement de l'année précédente, mais sans aucun succès; alors, je lui fis prendre trois soupes ou potages seulement avec un gramme de poudre nutrimentive dans chaque, pendant huit jours; la malade digéra mieux et souffrit moins après ses repas; puis, d'elle-même, elle cessa brusquement l'usage de la poudre nutrimentive; ses douleurs épigastriques revinrent, après les repas, comme auparavant. Je lui fis reprendre la poudre nutrimentive pendant vingt jours de suite, peu à peu les douleurs disparurent complétement, la digestion se fit très-bien et, depuis ce temps-là

_____

(1) Docteur Berthelot.

(*cinq ou six mois*). Mlle A. de S... boit, mange et digère bien, sans aucune douleur.

OBSERVATION XIV.

Mlle C. de S..., âgée de vingt et un ans, sœur de la précédente, habitant la campagne, près d'Evreux, au sein de sa famille, fut prise, pendant l'été de 1854, de la même maladie que sa sœur; les médications mises en usage, à la campagne, n'ayant produit aucun effet, on me réclama des poudres nutrimentives.

La malade en prit chaque jour 2 grammes, aux repas pendant dix jours, et s'en trouva bien; elle en réclama 20 autres semblables, elle les consomma en dix jours, comme les précédentes. Elle fut parfaitement guérie, comme sa sœur, et aujourd'hui (5 novembre), la maladie n'a pas reparu *après trois mois* de guérison.

Si la dyspepsie est accompagnée d'un état morbide, chlorose, etc., il faut, pour s'assurer contre les récidives, aussitôt la dyspepsie guérie en elle-même par les poudres nutrimentives, employer les médicaments appropriés à la maladie générale, comme on a vu dans l'Obs. VI. Dans les cas où le malaise, les douleurs, l'alimentation restreinte, le défaut d'appétit, la faiblesse ont cédé, si on cessait trop tôt le médicament, la guérison resterait incomplète, et il faudrait terminer la guérison par un traitement convenable, comme dans l'observation suivante.

OBSERVATION XV (1).

(Recueillie par le docteur Cusco, chirurgien des hôpitaux de Paris.)

Mme L..., vingt-sept ans, constitution délicate, état chlorotique peu prononcé; atonie de l'appareil digestif; appétit presque nul; nausées, vomissements assez fréquents pendant l'état de vacuité de l'estomac; digestions lentes, difficiles; constipation; quelques douleurs dans la région hépatique; teint pâle, un peu jaune; amaigrissement notable; tristesse; un peu d'hypocondrie.

Je conseille les cuillerées nutrimentives à la dose d'une cuillerée à bouche avant chaque repas.

La prescription a été suivie, avec assez de persévérance, pendant un mois à six semaines, sauf quelques interruptions. Il en est résulté une amélioration *incontestable*, consistant dans la diminution des vomissements, l'accroissement de l'appétit, et la facilité plus grande des digestions.

Toutefois, la guérison est restée incomplète.

Il n'y a que les eaux de Vichy, dont la malade a fait usage pendant une saison, qui lui ont rendu, en entier, sa fraîcheur et son appétit, et lui ont fait recouvrer son embonpoint.

Je renvoie à l'Obs. XXII, l'une des plus intéressantes de ce travail, et qui montre combien, dans d'autres circonstances, les eaux de Vichy peuvent avoir des effets inverses.

---

(1) Obs. V du Mon. des Hôp.

OBSERVATION XVI (1).

Mlle M..., maîtresse de pension, âgée de quarante-huit ans, est, depuis plus *de quinze'ans*, affectée d'une névrose de l'estomac, qui pendant long-temps a fait craindre une affection organique. Des cautères sur la région épigastrique, des antispasmodiques, des narcotiques, des astringents de toute nature, ont depuis longtemps déjà triomphé des accidents graves de cette maladie; mais Mlle M... est toujours d'une santé chancelante, sur-tout pendant les mauvaises saisons; les digestions deviennent alors pé-nibles, difficiles, et la région épigastrique devient douloureuse.

On combat alors ces accidents par des laxatifs doux, des prises de sous-nitrate de bismuth, soit seul, soit associé à quelque préparation narco-tique ou antispasmodique, et, après huit ou dix jours, Mlle M... est reve-nue à son état normal.

Le 7 janvier dernier, Mlle M... était fort souffrante, elle ne pouvait plus manger, le peu d'aliments qu'elle introduisait dans l'estomac y déterminaient des douleurs qui duraient plusieurs heures jusqu'à la fin de la digestion, qui souvent était suivie de plusieurs garde-robes liquides. Le 8, elle com-mence l'usage des *prises nutrimentives*. Dès le premier jour, elle mange plus et digère bien sans douleurs. Elle en a pris dix-huit prises, et, sans autre médication, elle a été ramenée à son état de santé ordinaire.

Aujourd'hui, 5 déc., depuis *un an*, Mlle M... *n'a plus cessé* de bien digérer.

L'observation précédente et celle qui suit montrent que ce ne sont point seulement des dyspepsies récentes et légères qui cèdent à l'emploi de la pepsine acidifiée, mais que ce médicament physiologique peut, dans les dyspepsies les plus anciennes et les plus invétérées, ramener d'une manière durable et définitive l'estomac à sa fonction physiologique tout entière (Voir aussi Obs. V et VII).

OBSERVATION XVII (2).

Mme Saint-François de Salles, âgée d'environ trente-quatre ans, m'avait consulté plusieurs fois, pour des maux d'estomac dont elle souffrait depuis longtemps, après le repas, pendant le temps de la digestion. Souvent je les avais calmés par un régime doux, des cataplasmes sur la région épigastri-que; une fois avec des sangsues et une autre fois avec un vésicatoire au creux de l'estomac, entretenu pendant huit ou dix jours. Pendant ces divers traitements on condamnait la malade au repos et à une nourriture très-douce. Mais quand cette dame reprenait, au couvent, ses occupations ha-bituelles (musique vocale et instrumentale), les douleurs d'estomac et les difficultés de digestion redevenaient peu à peu très-douloureuses. Depuis *deux ans* environ, elle ne pouvait plus manger de viande, de poisson, etc.; elle ne vivait plus que de soupes, de potages, de pain avec des confitures et souvent de pain sec, il passait moins'mal. La digestion de cette faible nourri-ture se faisait très-mal et occasionnait des douleurs incessantes après avoir été ingérée.

_____

(1) A. Godart. Obs. XI du Mon. des Hôp.
(2) Docteur Berthelot.

A la fin de juillet 1854, Mme. S...... prit 20 doses de poudre nutrimentive de 1 gramme chaque, deux par jour, une au commencement du déjeuner et l'autre au commencement du dîner. Elle s'en trouva bien, digéra mieux et souffrit moins. Elle cessa pendant quelque temps, dans le mois d'août, à cause des travaux du pensionnat, avant les vacances.

Au 1er septembre, Mme S ...., libre de tous travaux et de toutes fatigues, reprit l'usage des poudres nutrimentives à la dose de 1 gramme au commencement du déjeuner et du dîner; elle continua tout le mois de septembre; peu à peu ses douleurs d'estomac diminuèrent, disparurent à tel point que dans la dernière quinzaine de septembre, elle pouvait manger et digérer toutes sortes d'aliments et même de la viande. Depuis lors elle continue à bien digérer.

En cessant mes visites, on m'a prévenu que si les douleurs et les difficultés de digestion revenaient on m'avertirait aussitôt. Depuis ce temps, je sais que la malade va bien (15 novembre 1854).

§ 2. — *Dyspepsie due à l'altération de la fonction sécrétoire, mais à laquelle vient se joindre d'une manière indépendante l'altération de la fonction musculaire et sensitive de l'estomac.*

J'ai choisi ces dix-sept cas de dyspepsie parce qu'ils permettent, par leur simplicité, de légitimer nettement mes conclusions.

J'ai hâte, maintenant que le terrain est reconnu, si je puis m'exprimer ainsi, d'examiner des faits de moins en moins simples. Je vais tâcher de le faire progressivement.

On sait combien l'utérus réagit vivement sur l'estomac, soit pendant la période menstruelle, soit plus fréquemment pendant la grossesse.

Les femmes, dans cet état, vomissent souvent dans l'intervalle des repas, souvent le matin, au réveil, quand il n'y a aucune espèce d'aliments dans l'estomac, c'est-à-dire dans les conditions où le principe digestif n'a rien à faire.

Le vomissement par sympathie a lieu dans ces cas, par l'une ou l'autre des causes suivantes : 1º ou parce que la membrane musculeuse de l'estomac est irritée spasmodiquement ; 2º ou parce que la sensibilité de la membrane musculeuse est spontanément excitée ; alors, comme à toute heure la motilité et la sensibilité de l'estomac peuvent être atteintes, le vomissement peut paraître à toute heure.

Les digestions parfaites qui peuvent avoir lieu chez les femmes grosses, quand cette irritation cesse pour quelques heures ou quelques jours, prouvent bien que la sensibilité et la contractilité de l'estomac peuvent être en jeu d'une manière tout à fait indépendante de la sécrétion.

Chez une femme dyspeptique par défaut de sécrétion, et digérant bien sous l'influence du principe digestif des prises nutrimentives, si tout à coup l'état de l'utérus met en jeu, comme nous venons de le dire, la contractilité et la sensibilité de l'estomac, les vomissements auront lieu, malgré le médicament, mais n'auront lieu, malgré lui, que durant la réaction utérine et point au delà.

L'exemple suivant est frappant, sous ce point de vue, et montre à jour fixe l'intervention d'une cause sensitive, rendant momentanément insuffisante l'action d'un seul médicament efficace jusqu'alors.

OBSERVATION XVIII.

(Communiquée par le docteur Vernois, médecin consultant de l'Empereur et des hôpitaux.)

Mlle X....., demeurant rue de la Michodière, âgée de dix-neuf ans, d'un tempérament lymphatique, a depuis longtemps une gastralgie caractérisée par de la pesanteur à l'estomac, du gonflement du ventre, du malaise après le repas, et, depuis dix à douze jours, de douleurs vives à la région épigastrique. Bien des remèdes n'ont pu soulager la malade.

La malade prend, pendant douze jours de suite, une prise nutrimentive à chaque repas, sans autre médicament.

Les trois premiers jours, disparition immédiate des douleurs; digestions faciles de viandes et de légumes.

Le troisième jour, *les règles apparaissent;* cette époque est toujours mauvaise pour la malade, à cause du trouble général qu'elle porte dans sa santé.

Pendant les quatre jours qu'elles coulent, le remède n'a plus aucun effet; retour des douleurs d'estomac.

Les cinq jours qui suivent, le bon effet reparaît.

Le treizième jour, la malade, se croyant guérie, ou du moins suffisamment soulagée, suspend l'emploi du remède.

Dans cette observation, la rapidité des périodes me semble offrir avec plus de netteté ce que je cherche à démontrer. Ceux pour qui cette rapidité est un défaut pour la démonstration seront dédommagés par l'observation suivante qui n'est pas moins claire.

OBSERVATION XIX (1).

Dyspepsie depuis quatre mois chez une jeune femme.—Pesanteur épigastrique, renvois, nausées, céphalalgie, alimentation restreinte.—Depuis deux mois, vomissements presque à chaque repas.—Taches d'érythème fugaces à la face, d'éphélides au cou et à la poitrine.—L'usage du bismuth et de la morphine n'arrête que les seuls vomissements.—Usage des préparations nutrimentives.—Digestions faciles dès le premier jour, et suppression du vomissement sans bismuth ni

---

(1) Docteur A. Godart. Obs. I du Mon. des Hôp.

morphine.—*Suppression des taches de la face le troisième , des éphélides le quinzième jour.—Quelques accidents reparaissent les deux fois que la malade omet de prendre le médicament.*—Ce dernier laisse également reparaître les accidents pendant une grossesse d'un mois. — *Après une fausse couche qui a lieu, il reprend son effet en entier, et la malade guérit.*

Mme Th... Mar..., âgée de vingt et un ans, bien portante habituellement, après être venue à Paris plusieurs fois et y avoir fait des séjours, est venue s'y fixer depuis quelques mois.

Depuis son arrivée, ses digestions sont constamment mauvaises; chaque repas, principalement celui du soir, est suivi d'angoisse, d'une pesanteur considérable à la région épigastrique, de sentiment de plénitude, de renvois et nausées. Il y a alors, en même temps, une céphalalgie assez intense. Les aliments sont pris en petite quantité; ce ne sont pas quelques aliments en particulier qui provoquent ces symptômes, tous, en général, ont à peu près le même effet, principalement dès que la malade veut augmenter un peu sa nourriture. Ces symptômes persistent deux, trois ou quatre heures après les repas. Il y a tendance à la constipation. Toutes les fonctions menstruelles ou autres sont dans un état à peu près complet d'intégrité. L'eau de Seltz est impuissante à combattre ces accidents.

Depuis deux mois et demi, ces symptômes se sont accrus; de plus , à la suite du repas du soir, la face, et principalement le front, le menton et le nez se couvrent de petites plaques érythémateuses fort visibles, quoique ne durant pas plus de quelques heures; le cou et la poitrine se sont couverts de taches d'éphélides persistantes et très-caractérisées. Depuis ces deux mois, il n'arrive pas, de deux jours l'un , que la malade ne vomisse tout ou partie de son repas, une demi-heure, une heure après l'avoir pris, quelquefois moins encore.

Je fis cesser les vomissements, mais eux seuls, chaque fois que je fis faire usage à la malade de la poudre suivante :

Pr. Sous-nitrate de bismuth....... 0,50
Hydrochlorate de morphine.... 0,05

avant le repas; mais les éphélides , et surtout les taches érythémateuses de la face , ainsi que les digestions laborieuses, persistaient avec la même intensité, quoique les repas fussent très-modérés. Dans les derniers jours de novembre, ce dernier traitement étant en usage depuis trois semaines environ, je prescrivis une cuillerée nutrimentive (1) à chaque repas.

Dès la première, la malade mangea plus , ne vomit point ; elle ressentit moins de douleur à l'estomac, la céphalalgie fut très-faible ; à la troisième (dîner du lendemain), la malade n'eut plus aucune rougeur érythémateuse à la face. A partir de ce moment, je pus supprimer le sous-nitrate de bismuth et la morphine sans que les vomissements revinssent.

Peu à peu, les digestions de laborieuses devinrent faciles; au bout d'une semaine, la malade avait bien doublé indistinctement la quantité de ses aliments. Voyant ce mieux complétement confirmé , je diminuai la dose nutrimentive ; mais un repas ayant eu lieu sans que la malade en eût pris, elle vomit son déjeuner et conserva plusieurs heures du malaise. Dès lors

(1) S. g.

la malade, d'elle-même, reprit la cuillerée nutrimentive matin et soir; quelquefois même, tant le remède qu'elle repoussait au début lui avait donné confiance, elle en augmentait elle-même la dose, surtout quand elle avait un repas plus copieux à faire.

Au bout de quinze jours, les éphélides avaient complétement disparu au cou et sur la poitrine.

Le 18 décembre, la malade ne prit point sa cuillerée nutrimentive; elle vomit, et, le soir, en ayant pris peu, elle eut de la pesanteur à l'estomac et une ou deux plaques érythémateuses à la face.

Une grossesse étant survenue, la malade, *pendant un mois, vomit souvent et malgré l'emploi de la cuillerée,* ce qui la désola.

Une fausse couche d'un mois survint; la cuillerée nutrimentive reprit ses propriétés.

Après quelques semaines, la malade put cesser quelques jours le médicament, puis le reprendre lorsque la digestion redevenait laborieuse; elle arriva ainsi à une grossesse qu'elle traversa heureusement, ainsi que l'allaitement de son enfant, sans plus avoir besoin du médicament.

Ce que ces deux observations viennent de nous démontrer si clairement chez deux femmes peut exister aussi chez l'homme sous d'autres influences.

La sympathie de l'estomac pour l'utérus pendant les menstrues ou la grossesse est loin de s'attaquer exclusivement à la membrane sensible et à la membrane contractile; j'ai seulement dit qu'elle pouvait s'attaquer à elles d'une manière indépendante de l'appareil sécrétoire gastrique.

Cette indépendance est encore marquée dans les observations tout à fait inverses où, pendant la grossesse, la sécrétion seule était viciée, et où les prises nutrimentives suffisaient seules pour arrêter les troubles dyspeptiques.

L'observation IV de M. le professeur Parise était de ce genre, il en est de même de la suivante.

OBSERVATION XX.

(Recueillie par M. le Dr Durand, méd. à Nemours.)

Mme B., habitant la campagne, et occupée aux travaux des champs, vint me trouver, le 13 avril 1854, pour des vomissements survenus chez elle depuis trois mois, et qui étaient incessants pendant une demi-heure après chacun de ses repas. Cette femme était dans son septième mois de grossesse. Avant cette grossesse elle était toujours bien réglée, et n'avait jamais eu de vomissements ni de douleurs d'estomac, même pendant une première grossesse survenue il y a cinq ou six ans.

La malade prit un paquet de poudre nutrimentive par jour, pendant trois jours, et, à partir du premier, elle cessa de vomir, et put atteindre, sans aucun nouvel accident du côté de l'estomac, le terme de sa grossesse.

Ce sont les deux seules observations de ce genre qui me soient par-
venues.

« Les troubles de l'estomac devinrent si inquiétants, dit M. Parise,
que j'eus recours aux prises nutrimentives. » M. Durand ne les a employées qu'après trois mois de vomissements incessants, ce fut donc au
moment le plus difficile qu'on se mit à l'œuvre.

Chez les deux malades « dès le premier jour » les troubles cessèrent.

Comme il n'est pas possible que chez ces deux malades, l'une au quatrième mois, l'autre au septième mois, juste au jour et à l'heure où l'on
a donné de médicament, la réaction de l'utérus sur l'estomac cessât
naturellement, et précisément pour la première fois, on ne peut mettre
en doute l'effet des prises nutrimentives.

De telles observations nous conduisent à formuler nettement la pro-
position suivante : *Dès que chez une femme enceinte les vomissements ou la dyspepsie paraissent à la suite du repas, il faut employer
les prises nutrimentives* (1).

Leur administration est un excellent moyen de diagnostic, quant à
la cause de la dyspepsie ; et la rapidité de leur emploi, un moyen utile
d'arrêter dans sa racine, et en peu de jours (il a suffi dans deux cas de
trois à quinze jours), des troubles qui, devenant plus tard incoërcibles,
compromettent si souvent la vie des femmes et celle du produit de la
conception.

Je répète donc ce que je disais dans le précédent travail :

1º Les phénomènes de la dyspepsie, qui reconnaissent pour cause
le vice de la sécrétion gastrique, doivent être traités par les prises nutrimentives ;

2º Ceux qui dépendent de l'atonie de l'appareil musculaire de l'estomac, par la strychnine (3 mill. par repas) ;

3º Ceux qui dépendent de l'irritabilité seule, par les narcotiques ;

4º Ceux qui dépendent des deux premières causes associées récla-
ment l'association des deux remèdes, sous peine, pour le médecin, d'é-
chouer, qu'il emploie l'un ou l'autre uniquement. Je renvoie à ce que
j'ai dit, p. 7, du danger de la médication narcotique employée seule.

De combien les succès deviendraient-ils la loi pour les malades, si la
persévérance dans la coordination rationnelle des moyens thérapeutiques, sur laquelle j'ai tant insisté, p. 7 et 8, était toujours la loi des
médecins ?

---

(1) Neutres, acidifiées, associées ou non à la codéine ou à la strychnine,
suivant les cas et l'effet produit.

Je suppose, en effet, un praticien qui, au lieu d'arriver quelques jours avant les règles de la malade (obs. XVIII), soit arrivé le premier jour, et eût prescrit les poudres nutrimentives. Comme alors la contractilité et l'irritabilité prédominaient, il eût échoué par ces moyens seuls; et si de cet échec il eût conclu à l'inefficacité des prises nutrimentives dans toute condition de dyspepsie, il se fût privé à tout jamais d'un médicament utile; tandis que, s'il eût persévéré jusqu'à ce que la disparition des règles ait enlevé naturellement les causes de dyspepsie étrangères à la sécrétion, ou s'il eût combattu simultanément, pendant toute cette durée, le vice de sécrétion et ces causes étrangères par les médicaments appropriés, il fût arrivé à une conclusion tout apposée.

J'aurais à faire les mêmes raisonnements relativement aux dyspepsies des hommes dans lesquels la contractilité, la sensibilité et la sécrétion pathologiques s'isolent ou se réunissent deux à deux pour amener les troubles dyspeptiques. — Là est toute la clef du traitement de cet état morbide.

Puisse-t-on se pénétrer de cette idée :

1° Que les causes des phénomènes attribués à la dyspepsie résident dans trois organes ; la membrane muqueuse, les glandes sécrétoires, la membrane musculeuse ;

2° Que chacune des fonctions dévolues à ces organes (sensibilité, sécrétion, contraction) peuvent se vicier isolément ou simultanément ;

3° QUE LA SEULE FONCTION DONT LE VICE PORTE IMMÉDIATEMENT ATTEINTE A LA VIE EST LA SÉCRÉTOIRE ; que mieux vaudrait méconnaître les autres vices que celui-ci ;

4° Qu'il faut, dans le doute, essayer aussitôt et tout d'abord la pepsine acidifiée, le médicament physiologique qui remplace la sécrétion de l'estomac; si, seul, il ne réussit pas, lui associer la strychnine ou les narcotiques, et ne l'abandonner que lorsqu'on a la certitude que la sécrétion de l'estomac se fait bien et suffisamment.

Les vingt observations que j'ai rapportées, qui sont dues à des observateurs très-différents, observant indépendamment, et quelques-uns à de grandes distances, n'ont guère besoin de commentaires et parlent assez d'elles-mêmes.

Pour plus de clarté et de certitude néanmoins, je vais supposer des objections, et y répondre; le lecteur, s'il n'en a pas d'autres à faire, ne quittera donc point cette lecture sans conviction.

1° Si l'on contestait l'utilité et la supériorité du médicament physiologique, je répondrais que, dans ces observations, la magnésie, l'eau de Vichy, le quassia, le sous-nitrate de bismuth et la médication variée, le régime qui avaient été employés, l'ayant été sans succès, avaient obligé à recourir à d'autres moyens, c'est-à-dire à la poudre nutrimentive qui fut employée alors et qui réussit.

2° Si l'on contestait qu'on eût eu affaire à la dyspepsie, je répondrais que chacune de ces observations relate les phénomènes incontestablement propres à ce mal.

3° Si l'on contestait à ces dyspepsies de reconnaître pour cause une insuffisance de la sécrétion gastrique, je répondrais qu'un seul médicament est donné et réussit, c'est le ferment digestif lui-même.

4° Si l'on me contestait que c'est bien le ferment digestif des prises nutrimentives qui opère la bonne digestion, je répondrais qu'avant de l'administrer, la digestion des aliments était difficile; que ce fut au premier repas où on le donna que la digestion des aliments fut facile, et qu'au repas même où par contre-épreuve on le supprima, la digestion redevint mauvaise; c'était donc bien le ferment digestif qui manquait à l'économie et qu'on lui rendait pour digérer.

C'est donc avec de bonnes preuves que j'affirme que les prises nutrimentives, par le principe digestif qu'elles renferment, remplacent le ferment digestif du suc gastrique que l'estomac ne sécrète pas.

§ 3. — *Indications et effets généraux des poudres nutrimentives dans la dyspepsie.*

Il faut faire quelques remarques, relativement à l'opportunité du médicament : si les vomissements, quoique rendus avant la deuxième heure accomplie de la digestion, sont fades, neutres ou alcalins, on est en droit de les attribuer au vice de la sécrétion. C'est une certitude si, quoique pris en petite quantité, les aliments rendus, après la première heure de la digestion, ne sont point ou presque point attaqués.

Le sentiment de pesanteur à l'estomac, le gonflement épigastrique, douloureux, la tendance au sommeil, la céphalalgie et le malaise après le repas indiquent que les aliments ne se digèrent point; et le plus souvent cela est dû au vice de sécrétion gastrique.

L'administration des prises nutrimentives a réussi, en effet, plus souvent dans ce cas que lorsqu'il y avait des douleurs vives, atroces. Ces dernières douleurs sont plutôt le fait de la gastralgie, de l'exagération de sensibilité de la membrane muqueuse, que de la dyspepsie.

Toutefois, il y a des gastralgies, celles qui sont sous la dépendance de la dyspepsie, qui peuvent céder à l'emploi des poudres nutrimentives.— L'observation XIII est un exemple de soulagement immédiat, par leur usage, des douleurs gastralgiques; l'observation VI est de ce genre, ainsi que l'observation XVIII. — Mais c'est surtout l'observation V (à laquelle je renvoie avec instance), qui en montre un exemple incontestable.

D'après ce qu'on vient de lire, je ne pense pas qu'on puisse douter :

1° Que le principe digestif des poudres nutrimentives fasse digestion ;

2° Qu'il dissipe les effets immédiats de l'indigestion, renvois, nausées, vomissements (1), diarrhée, pesanteur épigastrique, malaise, céphalalgie ;

3° Qu'il fasse disparaître les effets médiats d'une digestion habituellement laborieuse, érythèmes, taches hépatiques, etc. ;

4° Enfin, puisse suffire, en reposant l'estomac, à lui faire recouvrer ses forces, dès lors, rétablir la sécrétion normale de son principe digestif, de manière à rendre désormais inutile le secours d'un principe digestif étranger, c'est-à-dire à assurer la guérison radicale de la dyspepsie ?

Effets que (page 16) je m'étais proposé de démontrer.

---

(1) J'ai vu, dans des cas où le défaut de principe digestif était le seul vice de la digestion, mais où l'estomac ne recevait pas depuis longtemps d'aliments, que le premier jour, en donnant les prises nutrimentives, il y avait irritation produite ; mais, en associant les deux ou trois premières fois la médication à de légères doses narcotiques, le bienfait de la médication paraissait alors complétement, et permettait désormais d'abandonner les narcotiques.

Dans les cas de pyrosis ou d'acidité, on évitera aussi cette irritation en donnant les prises nutrimentives neutres ; elles s'acidifieront dans l'estomac s'il y existe en effet un excès d'acide, et seront propres, dès lors, sans exciter l'estomac, à transformer les aliments en nutriments.

CHAPITRE II.

§ 1. CONSOMPTION PAR DÉFAUT D'ALIMENTATION SEULEMENT.

Premier degré, curable par l'alimentation seule.

QUAND L'ABSTINENCE OU L'ALIMENTATION SUFFISANTE N'A PAS DURÉ PLUS D'UN CERTAIN TEMPS, ON PEUT, EN RENDANT DES ALIMENTS A TEMPS ET EN ARRIVANT RAPIDEMENT A LEUR RATION NORMALE, ARRÊTER LA CONSOMPTION ET NOURRIR LE CORPS, PARCE QUE L'ESTOMAC, N'AYANT PAS PERDU SA FONCTION, LES TRANSFORME, PAR SON EXERCICE, EN NUTRIMENTS QUE L'ASSIMILATION MET A PROFIT.

Dans le chapitre précédent, nous avons examiné progressivement la dyspepsie causée uniquement par le vice de la fonction glandulaire ou sécrétoire, puis celle qui est causée par le vice de la fonction sensitive et de la musculaire, puis enfin la dyspepsie qui reconnaît pour cause un ou plusieurs de ces troubles. Nous n'avons abordé que des dyspepsies provoquées par une cause assez passagère et curable pour ne point compromettre la vie d'une manière directe et prochaine, c'est-à-dire que des dypepsies ne reconnaissant pas pour cause un état de consomption ou cachectique.

Actuellement, nous abordons des difficultés plus grandes, où l'on n'est plus aux prises seulement avec le malaise et la douleur, mais avec un état de danger pour la vie.

La nécessité de se passer des aliments pendant un certain temps peut venir soit du dehors, quand on ne trouve pas d'aliments (*Exp. physiol., famine*), soit du dedans quand un état maladif éloigne de la nourriture, ou quand celle-ci est défendue par les règles de la thérapeutique.

Quelle que soit cette cause, qu'elle vienne des aliments ou de l'état de l'individu, *il résulte de l'absence des aliments un fait unique, c'est que l'économie ne trouve plus chaque jour dans l'estomac de matériaux assimilables, de nutriments.*

Mais aucune manifestation vitale ou fonctionnelle quelconque ne peut s'exécuter dans l'organisme sans la présence d'une matière alibile, qui, par le fait de cet exercice, se modifie, se consume et est rejetée au dehors. *Et dans cette présence et cette usure est une condition* sine quâ non *de l'exercice de toutes les fonctions.*

Cette nécessité étant absolue, il en résulte que si la matière alibile ne peut être prise *hors de la trame* des organes, c'est-à-dire dans les aliments transformés par l'estomac en nutriments ; elle est prise *dans la trame même des tissus*, soit parce qu'il y a en cette trame une matière alibile (1) libérable ou une réserve nutrimentaire libre.

C'est alors que cette consommation des matériaux alibiles du dedans se faisant pour prolonger l'exercice des organes et n'étant plus équilibrée par les nutriments tirés du dehors, *le corps s'émacie pendant ce temps, perd de son poids; les fonctions et leurs organes moins entretenus, moins réparés, s'affaiblissent progressivement et cessent de vivre.* Telle est toute la consomption.

Il faut le reconnaître, la consomption est passagèrement utile et capable de conjurer un danger très-pressant, mais elle est ruineuse si elle se prolonge (2).

---

(1) N'est-ce point en vertu de cela que le sang et l'albumine pris à un veau et injectés ensuite dans les veines du veau n'est point, *dit-on,* éliminé, c'est-à-dire s'y comporte comme si l'albumine de ce sang était nutrimentaire, tandis que le sang et l'albumine d'un autre animal s'y comporte d'une manière inverse.

(2) Il existe en physiologie des connaissances très-précises à cet égard. Les pigeons de Chossat, privés d'aliments, ne purent prolonger leur vie au delà de vingt jours ; ceux de Redi au delà de vingt-huit jours ; les chiens au delà de trente-six ; l'homme, au delà de cinquante à soixante jours.

Tant que, pour les animaux observés par Chossat, la consomption du corps ne diminua pas ce dernier des 0,4, les animaux vécurent malgré l'abstinence ; mais, dès que ces 0,4 furent consumés, aucune partie de l'économie ne pouvait plus rien céder. *Cette matière, dont le passage et les transformations sont la condition de toute manifestation vitale ou fonctionnelle, manqua ; dès lors toute manifestation vitale cessa,* et les animaux moururent dès ce moment *précis.*

Voilà le terme extrême et la mesure avec laquelle la consomption du corps peut prolonger la vie.

Dans l'état de maladie, même avant que l'abstinence ait duré depuis longtemps, et comme pour donner plus d'énergie et de résistance à certaines manifestations vitales et fonctionnelles dont la maladie menace vivement et prochainement l'existence, cette consomption se développe largement : ainsi dans les maladies aiguës, fébriles, graves.

Il y aurait un puissant intérêt et une immense utilité à savoir, pour la maladie et pour chaque maladie, quelle est aussi la durée possible de ce sacrifice et sa limite pondérable ; mais il est douteux qu'on puisse jamais y arriver d'une manière assez précise pour comporter quelque utilité pratique.

Quoi qu'il en soit, si la limite durant laquelle pendant l'abstinence la consomption du corps peut prolonger la vie est de cinquante à soixante jours chez l'homme en santé au début, il est probable que chez l'homme malade cette limite, quelle que soit d'ailleurs la résistance individuelle, est plutôt plus restreinte que plus étendue.

Elle est si ruineuse que Chossat a pu dire : « L'inanitiation est la cause de mort qui marche de front et en silence avec TOUTE MALADIE, dans laquelle l'alimentation n'est pas à l'état normal (1). »

On cherche en vain dans TOUTE LA MÉDECINE *un aphorisme plus utile, d'une vérité plus saisissante et plus élevée que celui de Chossat.*

Dans toute maladie, il n'y a que deux genres de mort : l'une est subite ou rapide, comme par la rupture d'un anévrisme, l'hydropéricardite ; la suffocation du croup ; une lésion de la moelle (myélite, ramollissement) montant au bulbe et paralysant la respiration ; une méningo-encéphalite où l'apoplexie interceptant aussitôt tout acte vital du système nerveux. C'est la mort telle que l'a comprise Bichat.

L'autre espèce de mort, en général moins rapide, qui ne tue guère avant cinquante ou soixante jours, comme ferait l'abstinence seule en un corps sain, c'est la mort comme la comprend Chossat.

Or, il faut l'avouer, dans sa conception, Chossat l'emporte sur l'auteur de l'*Essai sur la vie et la mort.*

Car la mort telle que le premier la comprend est la plus universelle ; pas un anévrisme, pas une affection du poumon, pas une maladie de la moelle ou du cerveau qui ne puisse amener la cause de mort que signale si éloquemment Chossat, pour peu que ces maladies durent.

Bichat a saisi le mécanisme bruyant et intéressant de l'une ; Chossat a surpris la silencieuse marche de l'autre.

L'avenir jugera lequel aura contribué, le plus ou le plus directement, par son génie, à la médecine préservatrice de la mort.

Si l'on comprend tout ce qu'il y a de sévère dans ces études, et qu'on y conforme sa conduite après les maladies, sans perdre un jour, dès qu'on le peut, il faudra donc alimenter les malades ; arrêter par là cette résorption des matériaux du dedans, cette consumption.

J'insiste avec beaucoup d'instance sur cette hâte.

Si par la consomption les fonctions s'affaiblissaient toutes du même degré, sans doute le danger de la temporisation serait faible, et il suffirait, pour sauver les malades, de les alimenter avant qu'ils ne soient morts.

S'il y a un si grand danger à tarder à alimenter les malades qui parcourent le premier degré de la consomption, c'est que les choses se passent d'une manière toute différente.

Loin que l'affaiblissement progressif s'attaque au même degré à toutes les fonctions, il en est qui s'épuisent, cessent de s'exercer avant les autres.

---

(1) Recherches expérimentales sur l'inanitiation.

Bien plus, certaines fonctions primordiales peuvent avoir succombé d'une manière irrémédiable, avant même que les autres soient assez affaiblies pour donner l'alarme : telle est la fonction digestive.

C'est là tout le danger.

Nous verrons dans le chapitre suivant (page 40) les animaux inanitiés arriver à un moment où on leur donne des aliments et où ils ne les digèrent plus et meurent, les victimes de la famine perdre leur faculté digestive, aussi bien que les malades épuisés par la longueur du mal ou de la diète.

La digestion ne fait d'ailleurs point exception à la loi générale.

Les fonctions sont établies de telle sorte que celles qui importent le plus à la vie organique du moment ne s'épuisent que les dernières, et que les organes qui les exercent se consument le moins, et le moins vite.

La fonction d'innervation, qui importe le plus à la vie organique du moment, meurt la dernière, et, à la mort, le système nerveux n'a pas perdu plus d'un centième de son poids primordial, que déjà les muscles, moins importants à la vie du moment, ont perdu près de la moitié de leur poids, et la graisse a perdu les quatre-vingt-dix-neuf centièmes ! sacrifice admirable des organes secondaires, au profit de ceux qui tiennent les rênes de la vie ! sacrifice qui ressort bien nettement des belles et précises expériences de Chossat.

Mais dès qu'une fonction primordiale et l'organe qui l'exécute ne peuvent plus vivre aux dépens des secondaires qu'ils ont épuisés, chaque fonction primordiale, à son tour, cesse de s'exercer, et la fonction digestive, étant moins importante à la vie du moment que la circulation, la respiration et l'innervation, succombe aussi définitivement avant celles-ci, mais sans bruit. On ne *voit* point cesser cette fonction, comme on voit cesser le cœur de battre et la poitrine de se soulever.

Dès que l'une des fonctions primordiales que je viens de citer a succombé, aucune ne peut plus désormais se relever.

Plus d'innervation dès que le cœur a cessé de battre ; plus de circulation dès que les poumons ne respirent plus ; plus de respiration, de circulation, d'innervation *durables*, dès que *l'estomac* arrive au moment de son *épuisement* hiérarchique irrémédiable.

Les physiologistes, malheureusement, et même parmi eux Chossat, n'ont guère vu dans les effets de l'inanitiation, c'est-à-dire de la consumption, que l'épuisement général, et non point cette mort successive des fonctions de digestion, d'assimilation, de circulation, de respiration, qui aboutissent à la mort du système nerveux, à la mort générale.

Si la science s'arrêtait à la croyance d'un affaiblissement ou d'un épuisement général, comme suite de l'abstinence et de la consomption, d'un épuisement général, marchant également et de front pour toutes les fonctions, ceux qui s'arrêteraient avec elle n'y puiseraient qu'une sécurité et une pratique ruineuses.

En effet, quelle erreur ou quelle imprévoyance de croire qu'il suffira que la ruine générale ne soit pas consommée, pour l'arrêter à jour fixe !

Que pourront faire avec des aliments les médecins, s'ils viennent s'adresser à un estomac désormais épuisé et insuffisant ? autant vaudrait mettre ces aliments dans un vase inerte; l'estomac ne pouvant rien sur eux, quel profit en retirera l'économie ?

J'abonde dans le sens de ceux qui, dès que la fièvre est tombée, ou que la chaleur cesse pour les premières fois d'être intense, ou que la sensibilité au froid arrive, ou que le nombre de pulsations devient normal et s'abaisse même au-dessous, ou que le corps paraît maigrir plus rapidement, essayent aussitôt d'alimenter. J'entends par aussitôt, dès les premiers jours, car si l'on attend six ou huit jours seulement, il sera peut-être trop tard, la fonction digestive sera peut-être irrévocablement perdue.

L'alimentation possible et facile dès ces premiers jours, aura cessé de l'être ; on se sera, par une sécurité et une temporisation fatales, créé les difficultés dont je parlais il y a un instant.

Les divers phénomènes de diminution du poids et du volume du corps, d'abaissement de la chaleur, du pouls, etc., sont ceux qui annonçaient dans les magnifiques recherches de Chossat la terminaison prochaine de l'inanitiation par l'épuisement général; l'anorexie, la révolte de l'estomac, sont alors, avec eux, des phénomènes qui peuvent être dus à l'inanitiation, à la consomption physiologique faute d'aliments, et *non à la maladie*. Ils indiquent souvent à la fin des maladies la nécessité absolue d'alimenter et de nourrir, point sur lequel M. Marrotte vient de rappeler dernièrement l'attention, dans un article remarquable.

Mais comme ils peuvent aussi bien appartenir à une maladie, à une impuissance de l'estomac qu'à un besoin, il peut y avoir doute, et comme, il faut le dire, aucun signe certain ni pour le temps ni pour l'état des fonctions, aucun signe certain n'existe qui puisse faire reconnaître pendant l'abstinence que la fonction de l'estomac va s'éteindre, il importe qu'on se hâte d'essayer l'effet de l'alimentation.

Avant le quarantième jour de l'abstinence, avant le soixantième de l'alimentation insuffisante, du quarantième au soixantième du début de la résorption des matériaux du dedans, le médecin doit être en éveil ; il y a danger pour la conservation des fonctions primordiales, et le premier danger est pour l'estomac. Mais comme l'état de faiblesse générale antérieur à la maladie, une consomption légère due à une autre cause avant la maladie, une faiblesse déjà plus grande de l'estomac avant la maladie qui a amené la consomption peuvent raccourcir encore ce temps, il ne peut y avoir qu'une seule ligne de conduite pour le médecin :

C'est de devancer plutôt l'époque que de l'attendre.

Dès les premiers jours, il faut que le médecin se mette à l'œuvre, et surmonte les difficultés, s'il en est, qu'elles viennent de l'état du malade ou du choix des aliments : soit que d'emblée le malade s'alimente, appète et digère bien, soit qu'il faille tâtonner sur le choix des aliments, donner des potages ou plutôt des aliments solides et même de la viande rôtie..., même donner quelques condiments, comme un peu de vin vieux, etc.

Comme en outre tout démontre que les fonctions s'éteignent successivement aussi bien dans l'abstinence que dans l'alimentation insuffisante, bien qu'un peu moins rapidement dans ce dernier cas, il faut donc, au sortir des maladies aiguës, faire cesser la consomption, non-seulement le plus tôt possible, mais aussi le plus complétement possible.

Il importe, en cinq ou six jours, quelquefois dix ou douze, de se hâter de rapprocher la quantité d'aliments de la ration normale et physiologique, donner par exemple : les deux premiers jours 1/20 ; arriver le cinquième jour à 5/20 ; le huitième jour à 8/20 ; le dixième jour à 10/20, c'est-à-dire à la demi-ration normale, puis dépasser cette moitié.

IL FAUT SE RAPPELER QUE MÊME DANS LES EXPÉRIENCES PHYSIOLOGIQUES EN UN CORPS SAIN L'ALIMENTATION INSUFFISANTE (*de moitié par exemple*) FAIT PÉRIR PRESQUE AUSSI VITE QUE L'ABSTINENCE ENTIÈRE.

La raison en est que les matériaux du dedans étant plus vite épuisables que ceux du dehors, la consomption est loin de pouvoir fournir chaque jour l'autre moitié des nutriments qui devraient venir du dehors, pour réparer suffisamment les organes et rétablir les fonctions dans leur jeu physiologique.

L'alimentation donnée insuffisante, par excès de prudence, tue, par conséquent, aussi sûrement que l'abstinence.

SI L'ON PEUT arriver en dix jours à la demi-ration, et en douze, par exemple, à la ration entière sans trouble, on serait coupable de ne point le faire. Voila la règle absolue.

Ce n'est donc que dans les cas où *il est impossible* de faire prendre et digérer plus de la demi-ration en dix ou douze jours, qu'on peut se permettre de tenter de moins rapides progrès. La ration entière et physiologique correspond à un exercice entier de toutes les fonctions, et les convalescents sont loin de le fournir, dès lors leur ration physiologique pour ce repos relatif est moins élevée ; voilà donc un élément qui vient *adoucir la rigueur* des préceptes précédents, et l'observation XXII, par exemple, montre qu'il faut en effet en tenir compte. Mais cette tempérance raisonnée, dans leur application, ne doit point laisser oublier un seul instant le principe qui les régit, à savoir : que l'abstinence et l'alimentation insuffisante peuvent, par elles seules, faire périr des malades pourtant guéris.

La quantité, la qualité de l'alimentation normale, avant la maladie, doivent seules servir de type, et c'est de lui, la convalescence commencée, qu'il est nécessaire de se rapprocher rapidement.

Voilà comment la sagacité active et la persévérance qui n'excluent pas la prudence la plus absolue du médecin terminent, par *les seuls moyens naturels*, le premier degré de la consomption et la maladie du même coup.

Dans les cas où il est difficile d'y parvenir avec toute la rapidité désirable, l'intervention du médicament physiologique que je préconise ne peut jamais être un adjuvant nuisible ; mais dans le cas où, en des rapides périodes, on peut arriver, par les seules forces de l'estomac, à la ration normale et à l'exercice complet de toutes les fonctions, il n'est point indispensable.

§ 2. CONSOMPTION PAR DÉFAUT DE DIGESTION OU DE NUTRIMENTATION.

Deuxième degré, incurable par l'alimentation seule, mais curable par l'administration d'un principe digestif transformateur.

QUAND L'ABSTINENCE OU L'ALIMENTATION INSUFFISANTE A DURÉ AU DELA D'UN CERTAIN TEMPS, ON NE PEUT PLUS, EN RENDANT DES ALIMENTS A CETTE ÉPOQUE, NOURRIR LE CORPS PARCE QUE L'ESTOMAC A PERDU SA FONCTION DIGESTIVE, BIEN QUE LA FONCTION D'ASSIMILATION NE SOIT PAS ÉTEINTE.

Quelques difficultés, telles qu'un peu de fatigue ou un renouvellement fébrile léger par la digestion même, une anorexie difficile à vaincre, un choix difficile à faire parmi les aliments, ne doivent arrêter que peu de temps le médecin, que ces difficultés se présentent soit par le fait même de la prolongation de la maladie, soit par une temporisation et une sécurité fatales, soit par un temps trop long passé dans les tentatives d'alimentation.

Les malades, passé ce temps, entrent dans la deuxième période de la consomption. C'est d'abord cette période, où existe *l'épuisement de la fonction digestive*, dont il faut établir l'existence si nettement qu'on ne puisse la révoquer en doute.

Rien ne contribuera mieux à établir ce point d'une manière solide que l'accord intime et parfait qui existe entre les résultats fournis par les expériences physiologiques et par l'observation clinique.

Chossat ne donna chaque jour à un certain nombre d'animaux qu'un tiers environ de l'alimentation normale ; cette quantité étant insuffisante pour l'entretien du jeu des organes, la résorption se fit, les animaux perdirent chaque jour de leur poids et de *leur énergie fonctionnelle ;* voici notamment ce qui eut lieu pour la *digestion :*

« Dans les trois quarts des cas, les choses se sont passées comme
« suit : l'animal s'affaiblissait par le trop peu d'aliments, sa puissance
« digestive *diminuait en proportion ;* l'aliment *n'était plus* digéré *en*
« *totalité*, il s'entassait petit à petit dans le jabot et il en résultait, ou
« bien des *vomissements* au moyen desquels l'animal se débarrassait
« du trop-plein de son jabot, ou bien de la *diarrhée*, ou bien enfin lors

« de l'autopsie, la présence dans le jabot et l'estomac de quantité plus
« ou moins grande de blé *non digéré*. » (Chossat, p. 48).

Et ailleurs : « Une grande quantité d'aliments produit un tiers plus
« de fèces dans le cas d'insuffisance de l'alimentation que dans celui
« d'alimentation naturelle. » Ce tiers ne représentait-il pas ce qui a
échappé précisément à la digestion ?

On était donc arrivé à la période où la réserve nutrimentaire du
corps ne suffisait pas par sa consomption à conserver à l'estomac sa vigueur nécessaire. C'est cet affaiblissement des fonctions de l'estomac
par la consomption qui devient incurable par l'ALIMENTATION.

Que peut-on, en effet, tenter par l'alimentation ?

Donnera-t-on à l'estomac moins que ce tiers qu'il est devenu inca-
pable de digérer ? L'épuisement qui tue l'organe vient de ce que ce tiers
est déjà insuffisant, comment réduire encore cette proportion sans tuer
plus rapidement l'organe ?

Donnera-t-on à l'estomac plus que ce tiers ? Comment l'estomac
pourrait-il digérer une ration plus élevée du tiers, lui, impuissant à
diriger seulement en entier ce tiers qu'on lui donne et qui pour lui
déjà est une surcharge ?

L'alimentation est donc insuffisante, quelle qu'elle soit, à nourrir.

D'ailleurs, voici plus que des raisonnements, voici des expériences
sur ce point :

Il s'agit d'un chien chez lequel M. Magendie voulut voir si le beurre
seul nourrissait (*Traité de phys.*, p. 502). « Au bout de quinze jours,
« il a commencé à maigrir et à perdre des forces, il est mort le trente-
« sixième jour, quoique le trente-deuxième jour je lui aie fait donner
« de la viande *à discrétion*, et quoiqu'il en ait mangé pendant deux
« jours une certaine quantité. »

Et ailleurs (p. 505) : « L'un des faits les plus remarquables que j'aie
« constaté est celui-ci : Si un animal a vécu pendant un certain temps
« avec une substance qui, prise seule, ne peut nourrir, de pain blanc,
« par exemple, pendant quarante jours ; en vain, à cette époque, chan-
« gera-t-on sa nourriture et le rendra-t-on à un *régime ordinaire*,
« l'animal mangera avec avidité les nouveaux aliments qu'on lui pré-
« sente ; mais il continuera à dépérir, et sa mort n'en arrivera pas
« moins à l'époque où elle serait arrivée, s'il avait soutenu son régime
« exclusif. »

Je n'ajouterai pas trois expériences de Chossat (p. 191), où les animaux moururent ayant dans les organes digestifs des aliments à l'état
d'indigestion, bien qu'on ait rendu avant la mort ces aliments *en quantité normale.*

Autant la restitution des aliments, rapidement élevée à sa quantité normale est puissante, pour sauver les malades DANS LE PREMIER DEGRÉ DE LA CONSOMPTION, autant elle est impuissante quand on arrive au DEUXIÈME DEGRÉ, soit qu'on donne un tiers, par exemple, de l'aliment, soit le régime ordinaire, soit des aliments riches à discrétion.

On voit tout pareils phénomènes arriver à l'homme dans les cas où par l'abstinence ou l'insuffisance des aliments, sans maladie préalable, LE DEUXIÈME DEGRÉ DE LA CONSOMPTION S'EST ÉTABLI, où l'estomac en est arrivé à l'insuffisance définitive ou à la perte de sa fonction.

« Ceux des naufragés de *la Méduse* qui voulurent prendre des ali-
« ments *solides* éprouvèrent des douleurs intolérables et des vomisse-
« ments ; deux d'entre eux succombèrent plus tard à la dyssenterie. »

Dans la famine étudiée par M. de Meersman : « Lorsque les secours
« arrivèrent, on vit périr beaucoup de malheureux à la suite d'indi-
« gestions produites par une nourriture trop *substantielle* ou trop
« *abondante* pour des estomacs *affaiblis*. »

Et relativement aux cas pathologiques où c'est une maladie, qui PAR L'ABSTINENCE QU'ELLE A NÉCESSITÉE, A AMENÉ LE DEUXIÈME DEGRÉ DE CONSOMPTION : « L'estomac a perdu pour ainsi dire la faculté de sup-
« porter les aliments, il éprouve la plus grande peine pour digérer *les*
« *plus légers* et quelquefois même il les rejette par le *vomissement*. »
(Rostan, *Dict. de méd., article* RÉGIME.)

« Il y a des *vomissements*, l'aliment n'est plus qu'un corps étran-
« ger, dont la présence détermine une irritation gastrique ; il y a de
« la diarrhée » (Hebray).

Il arrive donc un moment où, par le fait seul de l'insuffisance pro-
longée des aliments, les aliments substantiels légers, abondants, etc., loin de réparer l'estomac, l'épuisent encore, et où l'alimentation provoque par elle-même la douleur, le vomissement, la diarrhée et se rend elle-même de plus en plus impossible.

Je n'ai pas voulu allonger ce tableau, montrer au lieu de l'anorexie l'appétit factice et désordonné, plus dangereux que l'abstinence qu'on voit parfois à cette époque. Combien de malades, dans ces cas, ne voit-on pas, dans les hôpitaux et dans la pratique civile, mourir d'indi-gestion, non pas parce qu'à un repas ils ont pris une quantité d'aliments qui eût dépassé leur régime normal en santé, mais parce que cette quantité, quelque modérée qu'elle fût, dépassait les forces de leur esto-mac affaibli et impuissant à suffire à leur transformation en substances assimilables.

Dans les autres cas, comment offrir des aliments quand l'anorexie absolue se justifie par les vomissements, la douleur, le gonflement, la diarrhée, et un épuisement nouveau, à chaque tentative alimentaire ?

L'homme, les animaux, l'expérimentation physiologique, la clinique, tout est d'accord pour montrer ce deuxième degré de la consomption, où l'estomac se refuse à transformer les aliments en substance assimilable (*quod nutrit*).

Que dire des médecins qui, en face de cette deuxième période et ne voulant pas la reconnaître, s'obstineraient dans les vieilles voies, essayeraient encore les aliments, essayeraient les condiments, essayeraient le vin, les excitants ; ruineraient par mille aiguillons nouveaux l'estomac épuisé et rendu, et répéteraient qu'il suffit d'alimenter pour rétablir les forces de l'estomac ?

Il faut donc le reconnaître, le deuxième degré de la consomption est bien différent du premier.

Il en diffère en ce que l'estomac ayant épuisé dans le corps, par le premier degré de consomption, la part de la réserve de matériaux assimilables que sa vigueur initiale avait faits, a cessé désormais de pouvoir exercer sa fonction.

Car il est un dilemme, étrange au premier abord, qui doit être gravé dans l'esprit, et qui semble cependant posé pour la première fois :

L'ESTOMAC EST OBLIGÉ DE SE NOURRIR POUR DIGÉRER ET DE DIGÉRER POUR SE NOURRIR.

Il n'y a de fonction digestive, de formation de nutriments qu'à une condition : la présence antérieure de matériaux assimilables.

L'ESTOMAC COMME TOUS LES ORGANES *et à toute époque de l'existence* DOIT ÊTRE NOURRI AVANT QUE D'EXERCER SA FONCTION.

L'estomac de l'enfant ne s'exerce et ne digère point avant d'avoir été nourri. Est-ce que les premiers moteurs de sa fonction n'ont pas été les nutriments façonnés par l'estomac maternel , portés à son organisme par les vaisseaux de la mère ? Aurait-il pu s'exercer et digérer le lait des mamelles , s'il n'avait été nourri d'abord par ces nutriments ?

Et dans l'abstinence avec ou sans maladie antérieure, est-ce que l'estomac pourrait vivre et s'exercer, si la réserve de matériaux assimilables que sa vigueur initiale a faite, et accrue n'était pas là pour entretenir sa fonction ?

Cette réserve initiale épuisée, l'estomac devenu impuissant à toute formation nouvelle de matériaux assimilables, tout l'organisme doit désormais succomber.

Il succombe, à moins qu'on ne puisse « nourrir les malades dont l'estomac par faiblesse ou impuissance ne digère point ; les nourrir se passant pour ainsi dire de leur estomac ; faire ses fonctions et sans lui, et aussi bien qu'il les aurait faites lui-même, et avec autant de profit pour la nutrition et l'entretien de la vie. »

C'est ce que je déclarai, il y a déjà deux ans et demi, dans un Mémoire que je lus à l'Institut(1), Mémoire qui, pour beaucoup, passa inaperçu, pour plus encore utopique et téméraire, et excita presque la risée.

De nouveau, j'ai la hardiesse de croire que l'arrêt inflexible qui suivait la deuxième période de la consomption n'est plus inévitable, et qu'il nous est donné de suppléer à la fonction de l'estomac quand elle fait défaut ; *de faire*, à l'aide d'un principe digestif étranger, la *digestion sans lui ;* de le nourrir d'abord avant que d'exiger l'exercice de sa fonction, et même assez rapidement ; de replacer ainsi l'organe dans les conditions où il était quand il avait la réserve nutrimentaire de la mère, ou celle qu'avait faite et accrue depuis sa vigueur initiale.

C'est par des exemples de tentatives infructueuses d'alimentation à la deuxième période de la consomption, et de l'action médicatrice d'un principe digestif étranger à cette période que ces graves questions doivent se juger.

Je rappellerai la première observation (de M. Longet), où l'estomac, sollicité par les aliments, ne pouvait suffire à leur transformation ; il s'agit, comme on se le rappelle, d'une jeune fille très-débilitée, arrivée au vingt-quatrième jour d'une fièvre typhoïde et dont l'estomac ne pouvait supporter la nourriture, même la plus légère, donnée seule ; on ajouta à cette même nourriture des prises nutrimentives ; dès lors les aliments furent supportés, élaborés ; mais si l'on suspendait le médicament physiologique, l'estomac redevenait impuissant, ce qui se voyait d'ailleurs aux douleurs et à la diarrhée revenues ; en dix jours, cette nutrimentation artificielle avait réparé l'estomac avant de l'exercer, et l'organe ayant une avance de matériaux assimilables, désormais put former naturellement des nutriments pour tous les besoins de l'organisme.

L'observation qui suit montre encore dans la même affection, et à une époque plus avancée, l'estomac sollicité ne suffire à élaborer qu'une faible quantité d'aliments et rester impuissant à faire mieux ;

___

(1) Ce Mémoire était suivi d'un paquet cacheté déposé le 1er mars 1853, à l'Académie de médecine, où je consignais ce que je croyais déjà d'après de sérieuses et longues études. Je compte en demander l'ouverture en son temps.

montre chaque quantité plus copieuse d'aliments administrée seule ramenant des accidents, qui cèdent tout à coup à l'intervention des prises nutrimentives.

OBSERVATION XXI (1).

(Communiquée par M. le Dr A. Godart, memb. corresp. de l'Acad.)

Fièvre typhoïde ; convalescence longue et entravée. — Jusqu'au soixantedixième jour, récidive de la fièvre et gastrodynie, dès qu'on dépasse la dose de deux ou trois potages par jour, ces accidents se renouvelant à chaque tentative. — Usage des cuillerées nutrimentives (2). — Dès le premier jour, deux côtelettes sont ajoutées au régime, puis l'alimentation est rapidement augmentée jusqu'à être normale.— Vers le huitième jour de ce traitement, la dose nutrimentive peut être diminuée de deux cuillerées à bouche à deux cuillerées à café, puis à une seule, puis elle est supprimée. Depuis son usage, disparition de la gastrodynie, de la fièvre et de tout symptôme morbide. — Guérison confirmée le quatre-vingt-quatrième jour, et le quatorzième de l'usage des cuillerées nutrimentives. — Auv... Fern..., âgé de onze ans et demi, fut pris, le 11 août 1851, des premiers symptômes d'une fièvre typhoïde caractérisée par le brisement des membres, la céphalalgie, la surdité légère, la bronchite, le gonflement de la rate, le gargouillement dans la fosse iliaque droite, la fièvre intense et les taches rosées lenticulaires, qui apparurent vers le huitième jour.

La céphalalgie fut prédominante les dix premiers jours, quoique l'obtusion des sens et de l'intelligence fût légère, ce qui nécessita plusieurs applications de sangsues derrière les oreilles. On met en outre en usage les purgatifs et la glace à l'intérieur.

Vers les premiers jours de septembre, la convalescence semblait s'établir. Un écart de régime ramena des douleurs abdominales, mais surtout une chaleur vive à la peau et une accélération considérable du pouls (110-115). Cette fièvre ne put être amendée, jusqu'au 20 septembre, ni par la médication ni par le régime sévère et la diète.

Le 20, à part quelques râles bronchiques, aucune altération matérielle ne rendait compte de cette fièvre, que la moindre augmentation dans la quantité des aliments (deux potages) exagérait aussitôt. Je ne pouvais attribuer ces phénomènes qu'à une habitude vicieuse du système circulatoire ; c'est ce dernier que je voulus atteindre en prescrivant l'usage, matin et soir, de 10 gouttes d'un mélange de teinture de digitale et d'aconit, ce dernier pour un tiers.

Le 21. M. Andral fut appelé en consultation. Il constata l'état ci-dessus, craignit quelque début de phthisie pulmonaire latente, conseilla un vésicatoire sur la poitrine; mais le pouls ayant baissé de 10 pulsations par minute depuis l'usage de la teinture mixte, il conseilla la continuation de cette dernière, conjointement avec un régime sévère.

---

(1) Obs. VI, du Mon. des Hôp.
(2) Suc g.

Le pouls baissa successivement de 8 à 10 pulsations par minute chaque jour suivant, et tomba ainsi à 50, la chaleur de la peau étant revenue normale.

A cette époque, de l'œdème s'étant montré aux paupières, à la face et au scrotum, la teinture fut supprimée.

2 octobre (cinquante-deuxième jour). Je crus pouvoir enfin permettre trois potages, et, le 4, un peu de poulet ; mais aussitôt le pouls s'accéléra beaucoup, la peau redevint chaude, les digestions laborieuses.

Pendant les deux septenaires suivants, à chaque tentative pour dépasser les potages, ces accidents s'exaspérèrent de nouveau, malgré l'usage de l'eau de Vichy. Le malade, néanmoins, avait faim.

Le 20 (soixante-dixième jour), je mis en usage les *cuillerées nutrimentives*, une cuillerée à bouche à chaque repas. Dès ce premier jour, le malade mangea et digéra, sans la moindre difficulté, deux côtelettes de plus ; le pouls resta ce qu'il était la veille, et la chaleur ne revint point.

Pendant sept à huit jours, la même dose nutrimentive fut prescrite, et la quantité des aliments put être progressivement augmentée sans aucun trouble ; puis, sans diminuer l'alimentation, on réduisit la dose de préparation nutrimentive, par jour, à deux cuillerées à café, puis à une, puis on supprima cette médication.

Tout symptôme morbide circulatoire, respiratoire ou digestif avait disparu ; les forces étaient revenues ; le malade était en état de sortir au dehors ; le 14 novembre, il était guéri.

Mais voici une observation bien plus curieuse, parce que, après six mois d'affaiblissement progressif, l'estomac, excité par des condiments seuls (cannelle, extrait d'absinthe, myrrhe, succin, galbanum), s'énerve encore davantage ; le malade prend des aliments plus riches, ils lui font quelque bien, mais la transformation en nutriments que l'estomac opère est trop faible pour réparer la faiblesse initiale et celle nouvelle qui résulte de l'exercice de l'organe. Le malade dépérit jusqu'à ce qu'on vienne en aide à son estomac, qu'on lui donne, en un mot, plus qu'il ne dépense.

Je donne d'autant plus volontiers cette observation qu'elle intéresse au plus haut point par les phases que suit le corps du malade et l'esprit du médecin, et que c'est la première qui fut entreprise après la présentation de mon Mémoire le plus explicite (29 déc. 1853).

OBSERVATION XXII.

(Communiquée par M. le Dr Fricaud, méd. à Semur.) (1)

M., âgé de trente-neuf ans, d'une bonne constitution, naturellement sobre et peu enclin aux excès de table, fut atteint d'un embarras ou plutôt

---

(1) M. le Dr Fricaud s'adressa à moi par l'entremise de M. A. Latour, rédacteur en chef de l'*Union médicale*, auquel je suis heureux de pouvoir témoigner ma reconnaissance pour la *manière élevée* dont il a apprécié le caractère et la portée de mon travail.

d'une fièvre gastrique, vers la fin de septembre dernier, au retour d'un voyage qu'il venait de faire en Suisse.

Cette affection céda facilement à la médication ordinaire employée en pareil cas : diète, boissons délayantes, lavements émollients, éméto-cathartique ; et, dans le courant d'octobre, tout allait si bien, que déjà j'avais cessé mes visites, considérant le malade comme complétement rétabli. Bien mal je fis, car n'ayant su modérer son appétit, véritable boulimie qui le tourmentait sans cesse, il retomba, vers le milieu de novembre, comme aux premiers jours de sa maladie. Les symptômes étant absolument les mêmes, je crus devoir recourir au même traitement, si ce n'est, toutefois, que je me contentai cette fois d'un simple purgatif.

La fièvre cessa quelques jours après, ainsi que les douleurs épigastriques ; mais l'appétit ne voulut pas encore se prononcer. Le malade m'adjoignit un confrère, qui formula la prescription suivante :

Tisane de cannelle et d'angélique pour boisson. — Bouillon de veau pour nourriture, — et prendre par jour 4 pilules de la composition ci-après :

Aloès, 2 grammes. — Rhubarbe, idem. — Succin, 1 gramme. — Galbanum, idem. — Myrrhe, idem. — Opii crudi, 50 centigrammes. — Extrait d'absinthe, q. s. — F. s. a. 30 pilules.

Au bout de la huitaine, en venir d'abord aux potages, puis aux viandes blanches.

Ce traitement fut ponctuellement exécuté, mais l'appétit ne revint pas pour cela. Dès ce moment, au contraire, il survint des aigreurs, des éructations, des pesanteurs et gonflements épigastriques qui persistent encore aujourd'hui.

Deux autres médecins furent encore consultés, et tous deux ne conseillèrent qu'une médication purement expectante : lavements émollients et nutritifs alternés, diète lactée, etc.

Le malade en est toujours à ce régime. Au début, lorsque les symptômes subaigus d'irritation gastrique se sont manifestés, il n'y avait évidemment d'autre traitement à employer ; aujourd'hui, il est difficile de songer à la présence de quelque affection organique aussi bien que de reconnaître trace d'inflammation aiguë ou chronique, car, depuis deux mois au moins, tout mouvement de fièvre a cessé ; la langue est parfaitement naturelle ; la soif tout à fait nulle ; il n'y a jamais eu ni nausées ni vomissements ; le ventre n'est nullement tuméfié et est presque insensible à la pression ; un peu de pesanteur et d'oppression épigastriques se manifeste seulement au moment des digestions ; il n'y a jamais eu de dévoiement ; la constipation, au contraire, a toujours été des plus opiniâtres ; enfin, à part beaucoup de faiblesse, l'état général et le facies n'annoncent pas la présence d'une lésion incurable.

Ces derniers temps voyant ce malheureux dépérir de jour en jour et menacé de mourir d'inanition, j'ai pris sur moi et l'ai, pour ainsi dire, forcé à sucer un peu de viande ; et, chose qui a paru surprendre beaucoup de monde, son estomac s'en est bien mieux accommodé que de sa nourriture ordinaire. Il y a eu depuis lors un mieux notable qui s'est maintenu une huitaine environ ; mais, ayant été fatigué un jour pour avoir pris un peu plus d'aliments qu'il ne devait, il revint bien vite à son ancien régime, qu'il abandonna néanmoins quelques jours après pour y revenir encore et ainsi de suite.

Tel est le point où nous en sommes aujourd'hui (11 février 1854), et tel est, en résumé, le compte rendu de l'état de M. — Maintenant, ce cas est-il dans les conditions voulues pour l'administration et l'application des prises nutrimentives, ou bien quelques adjuvants suffiraient-ils pour faciliter la digestion? Pour moi, je ne vois chez lui qu'un vice de trituration ou de sécrétion de l'estomac, et peut-être existent-ils tous les deux à la fois.

A la communication de cette observation, je me rangeai à l'opinion de M. le docteur Fricaud, et nous déterminâmes le traitement.

Le malade s'obstinait à vouloir prendre toutes les deux heures du jour et de la nuit une tasse à café environ de semoule ou de riz, de fécule ou de tapioka, ou bien il suçait un peu de viande, mais sans vouloir l'avaler. On obtint d'abord qu'il fît deux repas. Pendant trois jours, il parut aller beaucoup mieux ; le malade, néanmoins (au début on lui donna le principe digestif liquide), n'avait point seulement pris ses cuillerées nutrimentives aux repas ; « il les prenait quand bon lui semblait, et en avait fait plusieurs jours pour ainsi dire sa nourriture exclusive, » ce qui provoqua de la pesanteur à l'estomac et des tiraillements très-douloureux. La crainte, pour M. Fricaud, d'un ramollissement de l'estomac, se présenta. « Cette rechute, beaucoup plus grave que toutes les autres, » lui faisait penser qu'il pouvait y avoir décidément quelque lésion organique; il ne voulut pas cependant abandonner toute tentative, quoiqu'il lui restât peu d'espoir (1).

Dès lors, MM. Fricaud et Corvisart prescrivent formellement *l'emploi des poudres nutrimentives*, aux repas seulement. Aussitôt il se manifesta une amélioration bien évidente. M. Fricaud écrivait : « Aujourd'hui (23 mars, 13 jours après), notre malade fait deux repas par jour avec potages ou soupes grasses, et tout est bien digéré ; mais il faut pour cela une poudre à chaque repas. *Une fois seulement nous avons négligé la prise*, et la digestion a été si pénible et si laborieuse, qu'il ne veut plus tenter d'essai de ce genre, à moins, toutefois, que vous ne le jugiez nécessaire. En résumé, tout me porte à croire que cette affection, qui a tenu en échec pendant six mois tous les médecins de l'arrondissement, va subir une nouvelle phase, phase de salut pour mon client et de succès pour notre méthode. Je dois regretter, sans doute, de n'en avoir pas eu connaissance plus tôt dans l'intérêt du malade, qui n'aurait pas langui si longtemps entre la vie et la mort. Mais, d'un autre côté, s'il n'en résulte, comme je l'espère, qu'une question de temps, votre découverte n'en ressortira que plus brillante, car nous avons agi dans les dernières limites de la prostration et de l'inanition; quelques jours encore, et nous arrivions inévitablement au terme fatal. »

5 avril. « Le malade, qui prend régulièrement ses prises nutrimentives, consomme actuellement sa côtelette et son beefsteak en entier, avec un potage gras. »

24 avril. « Décidément, notre malade va mieux ; cela ne va pas vite, il est vrai, mais enfin l'amélioration est bien sensible. Le peu d'exercice en plein air que *ses forces* ont pu lui permettre, et quelques promenades ont produit un très-bon effet. Le malade n'a pas osé supprimer ni diminuer les

---

(1) (Cet accident me fit remarquer quel danger il peut y avoir à donner les préparations nutrimentives sans aliments, l'action qu'elles doivent avoir sur eux pouvant peut-être se porter sur l'estomac, si elles ont en effet une action puissante, celle du suc gastrique. L. C.). On s'empressa d'en faire l'observation (10 mars).

poudres nutrimentives, sachant trop, dit-il, ce que lui coûte une mauvaise digestion. En résumé, le bulletin de cette semaine n'est pas mauvais ; je souhaite seulement que le prochain soit aussi favorable. »

On recommande au malade d'augmenter sa nourriture. Malgré une faim dévorante, il écoute des conseils d'entourage et se refuse à suivre ces recommandations ainsi que celle faite par MM. Fricaud et Corvisart de ne plus prendre qu'une poudre nutrimentive au dîner seulement, afin de laisser l'estomac agir au déjeuner de ses propres forces, et lui faire recouvrer sa sécrétion.

9 juin. « Le malade a augmenté la quantité de ses aliments ; il a divisé, puis supprimé tout à fait sa poudre au déjeuner, et n'a pas remarqué que sa digestion fût plus laborieuse que pour le dîner, où il fait toujours usage de la prise entière. Il peut faire des promenades de trois ou quatre heures. Voici le point où nous en sommes : il y a progrès sensible et il est à espérer qu'avec un peu de patience nous arriverons bientôt à un rétablissement complet. »

27 juin. « Notre malade continue à aller de mieux en mieux. Actuellement, il mange environ 300 grammes de viande par jour avec 3 ou 400 de légumes, et tout cela sans prise ni au déjeuner ni au dîner. Le matin et le soir il se promène en voiture et à pied, et chaque jour il sent augmenter ses forces. Il y a encore à faire certainement pour arriver à son embonpoint normal ; mais, au moins, voit-on sa physionomie s'animer et le visage reprendre sa couleur naturelle, au lieu de l'affreuse teinte que le marasme y avait imprimée, comme s'il se fût agi d'une maladie organique incurable. »

15 juillet. « M. X. est parti pour Vichy ; il va à merveille. Cette cure, qu'on peut appeler merveilleuse, est une observation de plus à ajouter à celles que vous avez déjà recueillies, et ce ne sera pas la moins concluante. J'emploierai désormais votre méthode avec une confiance absolue, dans toute occurrence opportune, et je ferai tous mes efforts pour la préconiser auprès de tous mes confrères de bonne volonté. Avant peu, du reste, je suis convaincu que lumière se fera. »

27 nov. « M. de R... est tout à fait guéri aujourd'hui, il a actuellement à peu près recouvré son embonpoint et ses forces, il peut vaquer à ses occupations et à ses plaisirs, comme avant sa maladie ; mais les eaux de Vichy n'ont contribué en rien à son rétablissement, il n'a fait qu'y prendre quelques bains, l'usage intérieur des eaux entravant plutôt ses digestions qu'il ne les facilitait. »

Cette observation est, en effet, bien curieuse, si l'on considère quel soulagement immédiat (23 mars) retira de la pepsine acidifiée un malade dans les dernières limites de la prostration et de l'inanition, et dont on disait : « Quelques jours encore, et nous arrivions inévitablement au terme fatal. » Mais elle offre un grand enseignement : elle montre que si une inanition prolongée amène un tel état, que, malgré un effet subit des poudres nutrimentives, il faille quatre mois pour arriver à la guérison, tant les forces de l'estomac étaient épuisées, le médecin qui eût attendu quelques jours encore n'aurait, sans aucun doute, point obtenu de guérison possible, et le malade eût succombé, plus à l'inanition qu'à la maladie.

Après cette observation, la suivante paraîtra peut-être toute simple ; c'est cependant un exemple où les poudres nutrimentives sont employées chez la malade au moment où « elle était tellement affaiblie qu'on croyait sa fin prochaine, » et amènent en six semaines la guérison, qui n'était pas démentie sept mois après. Je ne sais comment louer la persévérance invincible et la sagacité des médecins qui amènent de si loin des guérisons aussi simples que celle qui précède et celle qui suit.

OBSERVATION XXIII.

(Recueillie par le docteur Berthelot père.)

Mme J..., âgée de soixante ans, atteinte d'une goutte chronique et, depuis dix à douze ans, d'une névrose gastrique avec une irruption par la bouche d'une énorme quantité de gaz, surtout dans la nuit après le repas du soir. Depuis quelques années, j'avais souvent combattu, avec avantage, ce développement de gaz, par l'usage de pilules composées avec du sous-nitrate de bismuth et de la poudre de charbon de bois blanc.

En mars 1854, ces irruptions de gaz par la bouche s'accompagnèrent de contractions spasmodiques excessivement douloureuses, dans la région épigastrique, avec vomissements de matières glaireuses, filantes, tantôt blanches, tantôt jaunâtres, souvent mêlées d'aliments, sous forme de bouillie. Les digestions ne se faisaient plus ou fort mal, il y avait dans le creux de l'estomac des douleurs très-vives, mais non permanentes. Au toucher on reconnaissait, vers l'extrémité inférieure de la petite courbure de l'estomac, une tumeur assez dure, douloureuse, de deux pouces environ de diamètre.

Après une application de dix sangsues les douleurs épigastriques cessèrent presque complètement, des cataplasmes émollients furent continués sur la même région, ainsi qu'une diète très-sévère pendant huit à dix jours ; alors les douleurs et les vomissements ayant complétement disparu (mais non la tumeur épigastrique), on accorda à la malade, sur ses instances réitérées, du bouillon très-léger, qui passa bien ; on augmenta successivement la nourriture jusqu'à lui faire prendre des potages, des épinards, des œufs frais, du poisson léger, puis enfin du blanc de poulet. Ce dernier aliment ne fut point supporté, il suscita de violentes douleurs épigastriques avec vomissements répétés et crampes très-douloureuses de l'estomac (les crampes et les douleurs cessèrent sous l'action d'un emplâtre d'extrait de datura stramonium).

Les mêmes moyens employés qu'à la première attaque furent complétement inutiles ; aucune nourriture, même le bouillon de poulet, ne pouvait être tolérée ; cette crise dura plus d'un mois, *la malade était tellement affaiblie qu'on regardait sa fin comme prochaine,* lorsqu'il me vint à la pensée d'essayer la poudre nutrimentive afin de voir si elle ferait digérer la malade. Je lui en donnai d'abord 50 centigrammes, mêlés à trois ou quatre cuillerées de bouillon léger ; il ne fut point vomi : dans la journée on donna trois fois trois cuillerées de bouillon avec 50 centigrammes de poudre nutrimentive, chaque fois, et il fut bien digéré. Les jours suivants nous augmentâmes peu à peu le bouillon jusqu'à quatre demi-verres chaque jour avec

50 centigrammes de poudre nutrimentive par chaque demi-verre. Il n'y eut plus de vomissements, alors nous donnâmes trois légers potages au tapioka, par jour, avec un gramme de poudre nutrimentive dans chaque. Nous augmentâmes successivement la nourriture en commençant (sans compter les potages qui furent toujours continués) par des œufs frais, des épinards, du poisson; puis du hachis de viande cuite, et après du poulet. Au bout de six semaines de ce régime, lorsque les forces de la malade étant presque complétement réparées, une imprudence de régime ramena les douleurs d'estomac, les vomissements et les autres crises. Après trois ou quatre jours de régime sévère, de diète absolue, tout s'apaisa, et nous pûmes recommencer la nourriture avec les poudres nutrimentives et les mêmes précautions que la première fois. Maintenant (fin d'octobre 1854), la malade mange de tout, boit de l'eau et du vin en mangeant, et elle ne prend plus qu'une dose de poudre nutrimentive (1 gramme), à son repas du soir, et digère toujours bien ; elle cesse et reprend de temps en temps le médicament, plutôt par habitude que par nécessité.

Ces observations sont bonnes à méditer pour les esprits temporisateurs dans le traitement et peu rechercheurs des vérités non encore rebattues.

En présence de tous les faits qui se déroulent ici avec tant de netteté, qu'on me pardonne de répéter que le salut des malades dépend du plus ou du moins de hâte qu'on met à employer les méthodes rationnelles; elles deviennent impuissantes quand on agit trop lentement ou qu'on vient trop tard. Voyons l'observation suivante, et quel enseignement elle donne aux temporisateurs.

OBSERVATION XXIV (1).

Le 24 février 1852, une jeune gouvernante anglaise (vingt ans) de madame la marquise de R... présenta les premiers symptômes d'une fièvre typhoïde où les symptômes abdominaux prédominaient. L'intelligence fut toujours nette, seulement les fonctions cérébrales se faisaient lentement, les réponses aux questions étaient toujours justes, mais se faisaient quelquefois longtemps attendre.

Les douleurs de tête, vives au début, diminuèrent, puis cédèrent bientôt sous l'influence du traitement (sangsues, purgatifs, etc.).

Enfin, cette affection, qui avait commencé avec une forme en apparence bénigne, mais lente, sembla marcher vers sa résolution, et, à la fin de mars, la malade était en convalescence. *La malade commença à prendre de légers potages, à se lever chaque jour pendant deux ou trois heures,* lorsqu'elle eut la malheureuse idée de revenir à des habitudes antérieures à sa maladie, de s'enfermer dans un cabinet de toilette froid et de se faire des ablutions d'eau froide de la tête aux pieds.

Le même jour (30 mars), la malade était reprise de fièvre, de douleurs de tête et de vomissements de matières vertes ; des boissons gazeuses, de

---

(1) Communiquée par M. le docteur A. Godart. Obs. III. du Mon. des Hôp.

légers narcotiques, purgatifs, puis un vomitif firent cesser la fièvre, le mal de tête ; mais les nausées, deux ou trois vomissements peu abondants de matières vertes en vingt-quatre heures, persistaient ; la malade perdit l'appétit et s'affaiblissait sensiblement chaque jour.

Le 12 avril, je prescrivis des prises de sous-nitrate de bismuth, additionnées d'une petite dose de morphine (5 grammes de sous-nitrate bismuth ; 3 centigrammes d'hydr.-chlor. morphine ; sucre, 10 grammes pour dix prises). Chaque prise fut donnée un quart d'heure avant un très-petit potage ; le potage n'était pas rendu, mais les quelques vomissements verts revenaient deux ou trois fois en vingt-quatre heures. Malgré la persistance de ce symptôme, l'absence de fièvre, l'état de faiblesse de la malade établissaient pour moi l'indication positive de la nourrir, de la soutenir par quelques aliments, lorsque, le 16 avril, un érysipèle à la face me força de garder la chambre pendant plusieurs jours.

On profita de cette circonstance pour appeler un des homœopathes dont l'instruction générale peut être le moins contestée ; mais ce médecin, enchaîné par ses doctrines, mit immédiatement la malade à *une diète absolue* et pendant treize jours combattit en vain les vomissements par des doses homœopathiques de noix vomique, etc.

Pendant ce temps, la malade s'affaiblit progressivement, et le 29 avril, quand je fus rappelé, je trouvai la pauvre malade dans un état désespérant.

Elle était tellement faible, qu'elle ne pouvait soulever son bras qu'avec un grand effort ; il fallait approcher l'oreille de sa bouche pour entendre les quelques mots qu'elle ne prononçait que lentement et avec peine ; elle était d'une maigreur extrême ; son pouls était lent et misérable (1), la peau froide, et la malade vomissait toujours trois ou quatre fois par jour des matières de couleur vert-pomme.

Une terminaison funeste était menaçante, aucune médication utile ne me paraissait possible. Pensant aussitôt aux avantages que j'avais déjà retirés de l'emploi des cuillerées nutrimentives, qui m'avaient permis de nourrir des malades dont l'estomac était devenu impropre à toute fonction digestive, je voulus voir encore, dans ce cas extrême, si je ne pourrais, sinon sauver, au moins prolonger l'existence de ma pauvre malade.

J'envoyai immédiatement chercher des prises *nutrimentives*, et je fis donner à la malade quelques cuillerées de potage dans lequel j'avais mis une de ces prises. Le potage fut gardé et la malade ne sentit ni douleur ni pesanteur quelconque d'estomac. Un second potage, donné le soir, passa comme le premier, et, chose remarquable, la malade ne vomit pas de toute la journée.

Le lendemain matin, un vomissement seulement de matière verte avait eu lieu. Encouragé par le résultat de la veille, je fis prendre à la malade une prise nutrimentive dans deux ou trois cuillerées de bouillon, et immédiatement après, je lui fis manger la moitié d'une côtelette de mouton ; ce petit repas passa bien, et, le soir, la malade prit un potage, toujours avec la prise numentive.

Le 1er mai, la malade n'avait pas vomi, je lui trouvai un air souriant,

---

(1) Les expériences de Chossat sur l'inanitiation ne donnent-elles point exactement les mêmes phénomènes que ceux-ci, à la dernière période ?

elle se sentait moins faible, elle put causer quelques instants sans fatigue. Ce jour, elle prit une côtelette entière le matin et un potage le soir, toujours, bien entendu, avec la poudre nutrimentive, et ces aliments passèrent comme les deux jours précédents. Pendant les cinq jours suivants, le même régime fut suivi : un jour, la malade vomissait une ou deux fois des matières vertes ; un autre jour, elle n'en vomissait pas, jamais les aliments n'étaient rendus.

L'espoir de sauver cette pauvre enfant était revenu, elle avait repris quelques forces, mais l'appétit ne se développait pas, elle mangeait parce que je lui disais : « Mangez, » mais elle me répétait toujours : « Je n'ai pas faim. » A dater du 8 ou 9 mai, non-seulement l'appétit ne s'était pas développé, mais elle se sentit de l'éloignement pour toute nourriture ; j'insistais néanmoins pour qu'elle prît tous les jours quelques aliments, mais elle ne le faisait que par obéissance.

Bientôt les forces que nous avions reconquises se perdirent, la malade ne prenait plus que moins en moins d'aliments chaque jour, elle s'affaiblit progressivement et s'éteignit le 21 mai.

Un fait sur lequel je dois insister, c'est que jamais elle n'a vomi les aliments donnés avec les prises nutrimentives, que la digestion de ces aliments se faisait bien, que les garde-robes avaient lieu tantôt spontanément, tantôt à l'aide de lavements, et paraissaient normales.

Ne peut-on pas conclure de ce qui précède, que si la malade avait été moins affaiblie quand elle a été mise à l'usage des préparations nutrimentives, ou mieux, que si elle les eût employées (ce fut le soixante-troisième jour) plus tôt, les forces de cette pauvre enfant eussent été soutenues, que les fonctions digestives auraient pu se rétablir, et qu'il eût été possible, par un traitement convenable, de triompher de son affection ?

Si, dès le quarante-sixième ou cinquantième jour, la malade eût commencé l'usage des prises nutrimentives, si la nutrimentation eût redonné dès ce jour des forces à l'estomac, je ne doute pas que la malade n'eût point perdu d'une manière invincible l'appétit, et parcouru jusqu'à la mort les phases de l'inanition.

Je répète qu'il faut presser l'emploi de la méthode que je propose, et, si, dès les premiers jours, l'alimentation suffisante n'est pas possible, recourir aussitôt à cette méthode, et si on la cesse, ne la cesser que quelques jours.

L'Observation XXIII ne montre-t-elle pas, comme ici, une malade mourante ; celle-ci se relève, une imprudence dans l'un et l'autre cas rappelle les accidents. —Dans le premier, on ne cesse que quatre jours l'alimentation, et la malade guérit, tandis que dans le second, on ordonne quinze jours une diète absolue, et la malade meurt.

Je ne connais pas l'histoire détaillée du malade qui suit, mais je regrette que le médicament qui avait opéré un changement si complet n'ait pas été continué, même après une interruption de trois ou quatre jours, comme dans l'observation XXIII.

OBSERVATION XXV (1).

M. X..., à Bar-sur-Aube, âgé de soixante-cinq ans, est atteint d'un cancer à l'estomac qui provoque de fréquentes hématemèses, le malade ne peut plus *rien digérer*. Pendant huit ou dix jours de l'usage des poudres nutrimentives, il a pu manger des potages, de la côtelette, du poisson bouilli, etc. Mais *ce bon effet* n'a pas continué, par suite des progrès du mal.

Peut-être ce bon effet eût-il continué ou reparu si l'éloignement du malade n'eût pas été un obstacle à la persévérance.

De quelle persévérance et de quelle autorité ne faut-il pas user quand on voit, comme dans l'observation XXVI, des malades qui préfèrent courir vers la mort, parce qu'elles n'aiment pas avaler des pilules!

OBSERVATION XXVI.

Mme X..., cinquante-neuf ans, d'une constitution fort détériorée, à peau jaune-paille, a depuis longtemps des digestions très-difficiles et les signes rationnels d'un commencement de dégénérescence squirrheuse de l'estomac, sans tumeur perceptible.

Je la mets deux jours de suite à l'usage des *pilules nutrimentives*. Elle digère *beaucoup plus facilement* une côtelette et du beefsteak. Le troisième jour, la malade, *qui n'aime pas à avaler des pilules*, et d'ailleurs fort capricieuse, renonce à l'emploi de ce moyen. Il résulte néanmoins de sa déclaration spontanée qu'elle avait éprouvé un bon effet du remède.

Je n'insisterais pas sur de pareils cas, s'ils n'étaient précédés de faits où, en vérité, il paraissait que tout fût perdu, et qui montrent qu'on peut sauver par la méthode que je soutiens, avec ténacité, comme une bonne cause.

L'observation suivante montre qu'après plusieurs mois d'alimentation insuffisante, alors que l'estomac est absolument impropre à digérer, il ne faut pas se décourager, et que l'emploi persévérant d'un ferment digestif étranger peut parfois encore ranimer les restes de l'assimilation.

OBSERVATION XXVII.

(Extraite du travail (1) de M. le docteur Rilliet (de Genève).

Jeune homme de vingt et un ans, atteint de dyspepsie très-grave résultant de causes morales. — Première attaque. — Deuxième attaque beaucoup plus violente que la première. — Traitement par les préparations nutrimentives à l'é-

_____

(1) M. Vernois. Obs. VII du Mon. des Hôp.
(2) Voir la note page 18.

poque où le mal est à son apogée et où le malade paraît perdu sans ressource.
— *Amélioration sensible.* — Il s'agit dans cette observation d'un jeune homme de vingt et un ans, atteint d'une des plus graves dyspepsies que j'aie jamais rencontrées. Son histoire est bien longue, je me bornerai à en retracer les faits principaux.

Ce jeune homme a été pendant plus d'une année avant le début de sa maladie sous l'influence des causes morales les plus pénibles. Cependant sa santé ne paraissait pas en avoir souffert, lorsqu'au mois de mai 1852 il fut atteint, m'a-t-on dit, d'une fièvre muqueuse (typhoïde probablement). A la suite de cette fièvre, il conserva des digestions plus ou moins pénibles, toutefois il n'avait rien changé à ses habitudes et on ne le considérait pas comme malade.

C'est au mois de janvier 1853 que la dyspepsie s'est caractérisée. A cette époque, le malade était toujours sous l'influence de pénibles préoccupations. Le début a coïncidé avec un coup sur la tête et avec un traitement anti-phlogistique très-actif, employé pour combattre les effets de cet accident. Les principaux symptômes ont été de l'anorexie, une grande lenteur dans les digestions, des renvois acides, une sialorrhée abondante, une constipation opiniâtre, des pertes séminales modérées, de la céphalalgie sincipitale et un amaigrissement progressif. La maladie a toujours été apyrétique et s'est accompagnée d'un état très-caractérisé d'hypocondrie. Au bout de trois mois, je fus appelé. Je trouvai un hypocondriaque dyspeptique dans un état assez avancé de marasme. Tous les symptômes sus-indiqués étaient à leur apogée, mais l'examen local ne put me faire découvrir aucune lésion organique dans le ventre ou dans la poitrine. Les urines furent analysées par un habile chimiste, elles ne contenaient ni sucre ni albumine.

Un grand nombre de remèdes avaient été essayés, mais en vain. J'en prescrivis beaucoup d'autres qu'il serait trop long d'énumérer ici. Je mentionnerai seulement que celui qui réussit le mieux à faciliter la digestion et à combattre la constipation consistait dans un mélange pilulaire à parties égales de fiel de bœuf, de savon médicinal et d'extrait de rhubarbe. Le jeune homme prenait tous les jours une ou plusieurs de ces pilules, pesant 15 centigrammes.

Peu à peu les symptômes diminuèrent dans l'ordre de leur apparition : en été, le malade était convalescent; en automne, il était presque guéri. Il avait repris ses forces et pouvait se livrer aux exercices de son âge, et, pour me témoigner sa reconnaissance, il m'envoyait souvent des produits de sa chasse. Cependant, quand j'emploie le mot guérison, je ne veux pas dire qu'il fut délivré de tout malaise gastrique, mais il avait recouvré son appétit, ses forces et son entrain, l'hypocondrie avait disparu et il gagnait chaque jour de l'embonpoint.

Cette quasi-guérison, ou tout au moins cette grande amélioration persista jusqu'au mois de janvier 1854. Alors mon malade rechuta et éprouva de nouveau la série des symptômes signalés plus haut. Les aliments ne s'acidifiaient plus comme autrefois, mais les digestions étaient encore plus pénibles et plus longues, jamais il n'avait le sentiment que son estomac fût débarrassé. Le dernier degré de l'hypocondrie et le dernier degré du marasme ne tardèrent pas à être les conséquences de cette triste maladie. Tous les remèdes essayés l'année précédente échouèrent complètement, à l'exception des pilules de fiel de bœuf, et encore leur effet ne fut-il pas soutenu.

On m'amena le malade dans le mois de mai, et, quoique je l'eusse vu bien détérioré l'an dernier, c'est à peine si je pus le reconnaître. Représentez-vous un phthisique au troisième degré, ou mieux encore un enfant atteint d'entérite chronique et ayant revêtu cette livrée de vieillard si caractéristique. Joignez à cela une expression d'indicible tristesse, et vous aurez le portrait de mon malade. La circulation est celle d'un animal à sang froid, les mains et les pieds sont glacés et violets ; le pouls, d'une extrême petitesse, se déprime avec la plus grande facilité, il est plutôt lent que fréquent. Un fait qui me frappe, c'est que la déperdition des forces n'est pas en rapport avec l'apparente gravité des symptômes. Ce garçon peut encore marcher, bien qu'il se plaigne de continuels vertiges et qu'il ait des bourdonnements d'oreilles anémiques. Son hypocondrie est telle qu'il dit à chaque instant qu'il va mourir, c'est à grand'peine qu'on peut lui rendre un peu de courage, encore l'influence morale qu'on exerce sur lui n'est-elle que momentanée.

Tout le cortége des symptômes dyspeptiques est à son apogée ; il ne prend qu'une quantité insignifiante de nourriture, à cause de l'angoisse qu'occasionne la digestion, plutôt qu'à cause du dégoût. La constipation est opiniâtre, les matières fécales sont brunâtres; il rend des vents dont l'odeur est très-fétide.

L'état est assez grave pour faire croire à une lésion organique profonde; cependant l'exploration attentive de tous les organes du ventre et de la poitrine accessibles au doigt et à l'oreille n'indique rien, absolument rien. La région épigastrique est indolente. J'ajouterai qu'il n'y a pas de bruit de souffle dans les carotides.

Je l'avoue, ce jeune homme me parut perdu, et, pour tenter un dernier essai, je conseille un traitement hydrothérapique. Au bout de huit jours, le médecin de l'établissement me renvoie mon malade, dans la crainte d'avoir un décès à enregistrer. En effet, quand je le revois, je comprends l'inquiétude de mon confrère. Pouls misérable, lipothymie, marasme ultime, cyanose des mains, des pommettes et des lèvres; hypocondrie au dernier degré; tel est l'état de ce jeune homme. Je le renvoie en hâte auprès de sa famille, en lui prescrivant l'usage du sirop de quina et les bains sulfureux, le matin et le soir des frictions avec la pommade phosphorée, les pilules de fiel de bœuf et un peu d'eau de Vichy à ses repas. Tous ces remèdes exercent peu d'influence sur sa santé, et les nouvelles qu'on me donne de son état sont de moins en moins satisfaisantes.

C'est dans ces conditions que je commence l'usage des poudres nutrimentives, tout en continuant les bains sulfureux et le quina.

Après qu'il a pris sept poudres, sa mère m'envoie le rapport suivant : « Les digestions sont un peu moins longues. Les renvois sont aussi fréquents, il va du ventre tous les trois jours, sans être obligé de prendre des pilules. Il est un peu moins triste qu'auparavant, quoiqu'il le soit encore beaucoup. »

N'ayant plus de poudres à ma disposition, je lui envoie un flacon de sirop et un de liquide nutrimentif. Les premières cuillerées du remède le soulagent, mais il est obligé d'en cesser l'usage, à cause de la fermentation du liquide.

Le 31 *juillet*, ayant de nouveau des poudres, je lui en remets dix, et j'ajoute au traitement une cuillerée à café de la potion de morphine. Au bout de douze jours la dame, chez laquelle il est en pension me fait le rapport suivant : « Il y a une évidente amélioration dans l'état du malade, son appétit est plus vif, il digère plus facilement, les selles sont moins éloignées, les renvois ont diminué ainsi que la salivation. Il est un peu moins maigre et moins hypocondriaque, les forces reviennent, il a pu dernièrement passer quelques moments à la chasse. »

Je lui remets dix autres poudres, et je n'entends plus parler de lui jusqu'au 17 septembre. Ce jour-là on l'amène à ma consultation. Je suis loin de trouver dans son état un changement aussi notable que le rapport précédent pouvait le faire présumer ; mais je m'en rends compte en apprenant que la personne de qui je tenais mes renseignements a une imagination très-vive et qu'elle est fort disposée à voir en beau. Cependant, il est incontestable qu'il y a de l'amélioration, les forces se sont relevées, la digestion est un peu plus facile ; l'hématose plus satisfaisante, le pouls plus fort ; mais l'hypocondrie est la même et l'amaigrissement n'a guère rétrogradé. Je fais de nouveau l'examen le plus complet de mon malade, et nulle part je ne puis saisir les signes physiques d'une maladie organique quelconque. Je prescris donc deux flacons de liquide nutrimentif.

Le 4 *novembre*, je reçois, de la mère du jeune homme, le rapport suivant auquel je puis me fier, parce que cette dame est aussi disposée à voir en mal que l'autre l'était à voir en beau : « Mon fils a pris le liquide que vous lui avez envoyé, dans le moment même il n'a éprouvé aucun soulagement, les digestions étaient toujours aussi lentes, et les renvois aussi fréquents ; mais, depuis quelques jours, il se sent plus fort, il se promène toute la journée sans être fatigué, il mange aussi un peu plus, quoiqu'il prétende que les digestions sont aussi pénibles. Cependant, je dois vous dire que je le trouve mieux pour tout, excepté pour les idées, qui sont presque toujours les mêmes. »

Remarques. J'ai rapporté cette observation avec quelques détails, parce qu'elle offre le type de la dyspepsie grave. D'après la nature des chagrins que ce jeune homme a éprouvés et qu'il continue à ressentir, je suis convaincu que la maladie s'est développée sous l'influence d'une dépression du système nerveux, et qu'elle doit être classée parmi les dyspepsies par énervement. La fièvre muqueuse et l'accident n'ont joué que le rôle de cause occasionnelle. Si l'on a pris la peine de lire attentivement l'histoire de mon malade, on aura pu juger de la gravité du mal par la gravité des symptômes. Comme je l'ai dit, au moment où j'ai commencé le traitement nutrimentif, ce jeune homme me paraissait perdu, et, je l'avoue, c'était sans espérance que je lui prescrivais ce nouveau remède. Eh bien ! quoique mon malade ne soit pas guéri, je regarde comme un véritable succès le changement obtenu dans son état, et tout praticien sans prévention sera, je crois, de mon avis.

J'attribue toute l'amélioration à la méthode nutrimentive, puisque tous les remèdes employés auparavant n'avaient eu aucun succès, et alors même qu'ils ont été en partie continués en même temps que le malade était soumis à un nouveau traitement, il n'est pas rationnel de leur attribuer des effets qu'ils n'avaient pas réalisés, lorsqu'ils étaient donnés seuls.

Je me suis demandé souvent, en voyant des observations pareilles, si je ne conservais pas un reste de timidité, et s'il ne faudrait pas mieux, en donnant le double, le quadruple même de la quantité de poudre nutrimentive qui est en général employée, transformer le double ou le quadruple d'aliments en nutriments ; car la quantité de pepsine acidifiée qui existe dans un gramme de poudre nutrimentive ne représente guère plus que la dixième ou douzième partie du ferment que sécrète l'estomac à un repas ordinaire, autant que je puis l'estimer. Je ne saurais trop attirer l'attention des praticiens sur ce point que je n'ai pas eu l'occasion d'éclaircir. Il faudrait donc remplacer *toute* la sécrétion gastrique, lorsque la maladie est assez grave pour ne permettre de compter *sur aucune participation naturelle* de l'estomac dans la transformation des aliments et que l'état de consomption réclame un rétablissement sans retard.

M. Rilliet déclare « qu'il a lieu de croire que plus de persévérance aurait été suivie d'encore plus de succès. » J'espère, à cause de l'importance du sujet, ne point fatiguer l'attention du lecteur, en présentant une observation où la persévérance ayant été facile, tant à cause de la présence du malade près du médecin que d'un mal moins profond, un succès complet couronna ces efforts.

OBSERVATION XXVIII (1).

Mlle Rose Benatre, quarante-six ans, domestique chez M. l'abbé L..., depuis six à huit mois, ne pouvait prendre d'aliments sans éprouver des douleurs plus ou moins vives dans la région épigastrique, puis un dérangement de corps qui la faisait aller quatre, cinq, six fois par jour à la garde-robe et quelquefois plus fréquemment encore.

J'avais combattu cette affection par des narcotiques, par des préparations astringentes, tannin, ratanhia, par des ferrugineux et par des prises de sous-nitrate de bismuth, ces différentes substances étant administrées, soit seules, soit combinées, sans obtenir que des améliorations passagères. Le mieux se soutenait quatre, cinq, huit, dix jours au plus, puis les accidents recommençaient si la malade tentait de revenir à une alimentation capable de la soutenir ; elle ne pouvait manger *que quelques potages par jour.*

Mlle B... était arrivée à un état de maigreur très-grande ; ses traits profondément altérés, son teint mat et jaune, me faisaient craindre le développement de quelque affection organique que je n'avais pu cependant constater.

Le 20 décembre 1852, je prescris une cuillerée nutrimentive à prendre au commencement du déjeuner et du dîner, lesquels consistaient en potage

---

(1) Docteur A. Godart. Obs. X du Mon. des Hôp.

pour le déjeuner, et pour le dîner un potage, plus une aile de poulet ou une côtelette de mouton.

26 décembre. La malade n'a pris chaque fois qu'une demi-cuillerée, la digestion a été beaucoup meilleure que les jours précédents, mais cependant encore pénible; la malade a eu deux ou trois garde-robes par jour.

Je prescris de prendre entières les doses que j'ai conseillées.

Jusqu'au 4 janvier, la malade suit exactement la prescription.

Les digestions se font bien, sans douleur, sans gêne aucune à l'épigastre; elle a chaque jour une ou deux garde-robes de bonne nature; mais ce jour, 4 janvier 1853, elle se croit guérie, ne prend pas de cuillerée nutrimentive, et après le potage du matin elle est prise de malaise épigastrique et de diarrhée; la malade reprend la cuillerée prescrite et les accidents cessent.

Jusqu'au 22, l'usage en est continué : les digestions vont bien; la malade reprend des forces, a bonne figure; elle se croit définitivement guérie; elle a pu reprendre son service habituel, elle cesse l'emploi des cuillerées nutrimentives. Pendant huit jours, à quelques légers malaises près, mais qui lui paraissent insignifiants, elle va bien, ses digestions se font sans douleurs, sans gêne épigastrique, il n'y a pas de dérangement de corps.

Le 1er février elle éprouve quelques légères douleurs abdominales pendant la nuit, du gargouillement; le matin elle va mieux, la journée est assez bonne; mais toutes les nuits suivantes, les mêmes douleurs, les mêmes accidents reparaissent, augmentent, s'accompagnent d'une légère chaleur fébrile.

Le 7 février, après une nuit pénible, la malade est prise le matin d'un nouveau dérangement de corps, elle va trois fois à la garde-robe; un peu d'amélioration se manifeste pendant la journée.

La nuit du 7 au 8 fut encore plus pénible; le matin, nouveau dérangement de corps plus abondant. Je suis appelé près de la malade.

Je prescris la reprise immédiate des cuillerées nutrimentives, et 40 centigrammes de sulfate de quinine pour combattre l'intermittence.

9 février. La malade a passé une bonne nuit, elle a bien digéré les potages qu'elle a pris; je prescris 20 centigrammes de sulfate de quinine et la continuation des cuillerées avant chaque repas.

Le 10, la malade va bien; 10 centigrammes de sulfate de quinine.

Le 11, la malade est revenue à son état de bien antérieur; la cuillerée nutrimentive est continuée à dose entière pendant quatre jours, puis à doses décroissantes jusqu'au 20 février, où elle cesse d'en faire usage.

Aujourd'hui, 1er février 1854, Mlle B... continue à se bien porter, et depuis un an elle n'a pas été arrêtée un seul jour par une indisposition tant soit peu sérieuse.

Ne puis-je légitimement conclure ce qui suit de faits aussi authentiques et aussi probants :

Quelle que soit la gravité qui résulte pour l'estomac d'en arriver au point où les aliments aient cessé à tout jamais de pouvoir être, par ses seules forces, transformés en nutriments assimilables, le mal est encore réparable avec la ressource nouvelle que je propose ?

Malheureusement le grand acte de la nutrition ne se compose pas seulement des deux périodes que nous venons de parcourir, l'alimentation et la nutrimentation ; une troisième période reste encore, et c'est tout en elle que les deux premières se résolvent, c'est L'ASSIMILATION.

S'il est une manière artificielle, pour ainsi dire, d'opérer la seconde, parce que la nature nous permet de saisir et d'employer l'agent qui l'accomplit (le principe digestif), la nature n'a point été assez généreuse pour nous laisser saisir l'agent vital qui fait qu'on assimile, et nous sommes arrivés si près de la source même de la vie, qu'il est fort improbable que jamais l'homme puisse arracher ce secret.

§ 3. CONSOMPTION ULTIME PAR DÉFAUT D'ASSIMILATION.

Troisième degré, incurable par l'alimentation et la nutrimentation.

QUAND L'ABSTINENCE OU L'ALIMENTATION INSUFFISANTE A DURÉ PENDANT UNE LONGUE PÉRIODE, NI L'ALIMENTATION NI LA NUTRIMENTATION NE PEUVENT SAUVER DE LA MORT, PARCE QUE LA FONCTION D'ASSIMILATION EST ÉTEINTE.

Jusqu'à ce moment, nous ne nous sommes occupés que de l'insuffisance de l'alimentation et de l'insuffisance de la nutrimentation (naturelle ou artificielle) sur les forces de l'estomac, et nous avons montré que si ce dernier tarde trop à s'alimenter il ne digère plus.

Si l'on tarde trop à transformer pour lui les aliments en nutriments, il cesse de les assimiler. C'est le troisième degré de la consomption.

Dans ces cas, l'estomac refuse les aliments qu'il est impuissant à transformer ; si l'on donne des prises nutrimentives, les malades peuvent parfois prendre volontiers des aliments, les supportent, les transforment en nutriments ; les organes trouvent à exercer le peu de forces assimilatrices qui leur restent, les malades se raniment, on les croit sauvés ; mais l'assimilation est devenue insuffisante ; elle s'exerce quelques semaines, quelques mois même de plus, mais c'est le dernier service que la science humaine peut rendre.

En voici un exemple bien frappant.

OBSERVATION XXIX (1).

Cancer de l'estomac. — Mme B...s fut mariée à l'âge de quinze ans, elle eut plusieurs couches heureuses, dont la dernière remonte à vingt ans. De trente-sept à trente-neuf ans, les menstrues, qui jusque-là étaient venues avec régularité, devinrent irrégulières, puis, il y a six ans, apparurent des métrorrhagies qui mettaient la malade au lit pour huit ou quinze jours. Il n'y avait cependant point de lésion appréciable de l'utérus. La manière de vivre de la malade était hygiénique ; mais, dès l'âge de seize ans, celle-ci a éprouvé constamment des chagrins profonds, de nouveaux tourments sont survenus depuis dix-huit mois. Originairement d'une bonne constitution, Mme B...s a eu des attaques de nerfs dans sa jeunesse ; elle est

---

(1) Communiquée par M. le docteur A. Godart. Obs. VI du Mon. des Hôp.

toujours restée nerveuse et très-impressionnable ; les contrariétés qui arrivaient après les repas furent souvent suivies, depuis nombre d'années, du vomissement de ces derniers. Souvent aussi, il y avait sans cela quelques légers troubles gastriques qui nécessitaient passagèrement l'emploi de quelques aromatiques, fleurs d'oranger, etc. Depuis un an environ, les digestions de la malade étaient devenues réellement laborieuses, pénibles, accompagnées de malaise, de pesanteur épigastrique. Malgré les pastilles de Vichy, elles s'accompagnèrent de douleurs plus intenses ; momentanément, je diminuai les accidents en faisant prendre à la malade, vingt minutes avant le dîner, une prise de 50 centigrammes de sous-nitrate de bismuth, associé à 4 milligrammes d'hydrochlorate de morphine.

Depuis un an, tel était l'état de la malade, quand, le 30 juillet 1852, une hémorragie utérine se déclara, et malgré le repos au lit, les astringents, les ferrugineux, les narcotiques, etc. , ne fut définitivement arrêtée que du 10 au 12 septembre. Vers la fin d'août, l'appétit commença à disparaître ; il ne reparut point, malgré la cessation de l'hémorragie utérine.

Depuis le mois de septembre 1852, la susceptibilité nerveuse de la malade s'accrut beaucoup : la moindre cause, un bruit inattendu, une visite nouvelle, la mettaient dans un état de spasme général, avec angoisse vive anxiété épigastrique.

Ses forces s'étaient complétement perdues, la maigreur allait croissant depuis que la malade avait pris définitivement le lit au mois de juillet. La malade n'avait jamais eu de fièvre. Quoique nous ne pussions reconnaître ni tumeur épigastrique ni engorgement utérin, nous craignions quelque affection organique.

Pendant la dernière quinzaine de septembre, je purgeai la malade, la mis à l'usage des eaux de Vichy, de Bussang, des boissons amères, etc. Parfois un mieux momentané permettait de donner quelques potages, un peu, soit de poisson, soit de poulet ; mais ces légers aliments, pris généralement sans plaisir, étaient presque toujours suivis de dérangement de corps.

Le 9 octobre, je tentai de faire mâcher seulement à la malade quatre ou cinq bouchées de filet de bœuf. Cette tentative d'alimentation fut suivie d'une diarrhée violente, qui se prolongea trois jours, les évacuations ayant lieu trois ou quatre fois par heure, et qui persista malgré l'opium donné à l'intérieur, des lavements de gomme, d'amidon, laudanisés jusqu'à produire un commencement de narcotisme. L'alun donné à l'intérieur, à la dose de 50 centigrammes, sembla seul modérer un peu la diarrhée.

Le 13, voyant la malade affaiblie à tel point qu'elle ne pouvait changer seule de côté dans son lit, je voulus, en désespoir de cause, tenter l'administration des cuillerées nutrimentives (1).

J'en fis avaler devant moi à la malade une cuillerée à bouche dans une tasse de bouillon, puis prendre aussitôt un potage. Ce ne fut point sans peine, car la malade rappelait toutes ses malheureuses tentatives d'alimentation.

Je sortis, ordonnant un deuxième potage avec une autre cuillerée nutrimentive pour le lendemain, si ce premier passait bien.

Le lendemain 14, j'arrivais, préoccupé du résultat de cette dernière ten-

---

(1) Suc g.

tative : « Je suis guérie, mon cher ami, me dit en me tendant vivement la
main Mme B...s, qui est mon amie d'enfance ; j'ai mangé huit potages. »

Le fait était exact ; le premier potage avait passé d'une manière inaperçue, l'appétit s'était développé, était devenu pressant ; il avait fallu céder
à la malade, qui avait pris, avec ses huit potages, environ quatre cuillerées
nutrimentives. Les quarante et quelques selles de la surveille étaient réduites à quatre petites en vingt-quatre heures.

En présence d'un pareil résultat, je n'hésitai point à prescrire aussitôt
une côtelette de mouton avec une cuillerée nouvelle dans une demi-tasse
de bouillon. Cette côtelette passa sans occasionner ni douleur ni pesanteur,
et au milieu d'un bien-être que la malade ne se rappelait point avoir
éprouvé depuis longtemps pendant ses digestions. Nulle diarrhée. Les 15,
16 et 17, la malade prit quatre potages par jour, et dans chacun une cuillerée (à café), de plus, une côtelette avec une cuillerée (à bouche).

Les 18, 19, 20, 21, la malade ajouta une deuxième côtelette à son régime, avec une cuillerée nutrimentive (à bouche) en plus, mais on supprime celle des potages, qui passent seuls.

Les digestions sont parfaites, l'appétit est excellent, la diarrhée arrêtée ;
la malade a recouvré des forces, elle se met sur son séant, serre fortement
les mains ; sa figure a presque repris son expression habituelle et s'est
colorée, elle semble moins maigre.

J'avais tenté les cuillerées nutrimentives dans le but de compléter, puis
de rappeler une fonction incomplète et presque abolie ; ce résultat, le passage naturel des potages, m'engagea à diminuer progressivement la dose
nutrimentive.

On continua à donner, avec chaque côtelette, une cuillerée à bouche ;
mais, suivant l'indication de M. Corvisart, on remplaçait la cuillerée prise
dans le flacon (90 grammes) par une cuillerée d'eau, chaque nouvelle cuillerée étant ainsi *affaiblie*.

Mais les digestions devinrent pénibles, des crampes, des douleurs aiguës
d'estomac se développèrent ; elles devinrent insupportables après l'ingestion
des aliments, et persistaient la nuit, en ôtant tout sommeil. La malade
redevint impressionnable aux moindres contrariétés, et même sans celles-
ci, elle est parfois prise d'un état d'angoisse générale partant de l'épigastre, ne provoquant cependant ni serrement à la gorge ni convulsion.

Un vésicatoire volant à la région épigastrique, et la prescription de potages maigres seulement, ne la soulagèrent point (27).

Le 28 au matin, le vésicatoire fut levé, saupoudré d'un peu d'hydrochlorate de morphine ; les douleurs diminuèrent.

Le soir on revint à la cuillerée nutrimentive *pure*, la malade en arrosa
une côtelette, puis en prit de plus une cuillerée à café dans un peu d'eau
sucrée.

La digestion de la côtelette se fit sans douleurs, la nuit fut très-bonne.

Le 29, nouvelle application de morphine ; deux côtelettes, deux cuillerées
(à bouche) nutrimentives, bonne journée et bonne nuit.

Cependant, le 30, il y eut des crampes d'estomac, ainsi que le 31. La
malade se désolait de voir s'amoindrir les effets du médicament. Comme
elle faisait, depuis le 30, usage d'une nouvelle bouteille, on en rechercha la
cause (1) : on reconnut alors que l'on avait donné un flacon dont le li-

_____

(1) A cette époque (septembre 1852), par malheur, on n'essayait pas

quide avait été étendu d'eau, ce qui expliqua dès lors son insuffisance. On revint aussitôt au liquide nutrimentif pur : dès ce jour et les suivants, la malade put digérer quatre potages et deux côtelettes sans douleur.

Il en fut ainsi jusqu'à la deuxième semaine de novembre.

La malade, réduite au dernier degré de marasme et d'atonie avant la tentative d'alimentation, avait repris beaucoup de forces pendant les premiers quinze jours de la médication et de l'alimentation. Le mieux resta stationnaire pendant quelques jours, puis rétrograda, malgré la faculté de digérer revenue. Les spasmes généraux avec douleur épigastrique revinrent, obligèrent à renouveler les vésicatoires saupoudrés de morphine. Je procédai à l'exploration de l'utérus : il était sain ; mais, examinant attentivement, je perçus nettement, vers la région pylorique, une tumeur assez volumineuse qui me confirma pleinement dans mes premiers soupçons d'une affection organique.

Le progrès du mal tenait donc à la nature de ce dernier : il anéantissait les fonctions digestives (1) ; le liquide nutrimentif, comme on le vit deux fois, à la condition qu'il fût pur, permettait la digestion, avait arrêté la diarrhée. Tout en perdant des forces, la malade se soutenait dans un état bien meilleur qu'à l'époque où toute alimentation était impossible.

C'était cette dernière qui ralentissait les progrès du dépérissement ; il était donc urgent de continuer l'usage des cuillerées ; je prescrivis de plus un demi-verre par jour d'eau de Vichy, deux heures après les repas ; de plus, de l'iodure de potassium (novembre).

Les quinze jours suivants, la malade continua à manger ses côtelettes et ses potages, ce qu'elle fit jusqu'à son dernier jour, qui fut dans les derniers jours de janvier 1853.

Réflexions. Malgré l'issue funeste d'une maladie mortelle, quoi qu'on fasse, pourrait-on nier que la digestion, devenue impossible, a été rétablie aussitôt par l'usage des cuillerées nutrimentives ? que c'étaient elles qui produisaient ce bien, puisque les deux fois qu'elles furent affaiblies, par hasard, ou supprimées, tout le bien disparut aussitôt ?

L'économie était trop profondément atteinte pour pouvoir être réparée même par la digestion ; néanmoins, la malade fut soutenue, le dépérissement fut entravé, la mort reculée pendant trois mois et demi.

Le soulagement que procure le médicament physiologique dans les digestions laborieuses des malades arrivés à la période mortelle de la consomption, le bien qui peut encore résulter de la formation des matériaux utilisables par les derniers restes de l'assimilation me semblent faire un devoir aux médecins de ne point abandonner les malades voués à la mort, mais jusqu'au bout de les soulager et de les soutenir.

---

encore les préparations nutrimentives par une digestion artificielle avant de les livrer.   L. C.

(1) Et assimilatrices.   L. C.

OBSERVATION XXX.

(Recueillie par M. le docteur Landry.)

M. Raymond L., dix-huit ans, avait été pris, en juillet 1853, d'une hémoptysie qui fut arrêtée difficilement, et à la suite de laquelle on reconnut une caverne à la base du poumon droit. Plus tard, des cavernes nouvelles se produisirent au sommet du même poumon, et le malade est mort le 14 octobre 1854.

Jusqu'aux environs de mai 1854, M. Raymond L. avait constamment bien digéré, et n'avait pas considérablement maigri. A cette époque, il commença à maigrir beaucoup. En même temps, chaque repas, principalement celui du soir, fut suivi de quintes de toux pénibles, au milieu desquelles les aliments étaient vomis. D'après l'heure de ces quintes, je crus pouvoir les attribuer à quelque difficulté de la digestion ; car le malade se plaignait de dégoût, d'un sentiment rapide de satiété et d'un gonflement épigastrique. Je fis prendre des prises nutrimentives. Dès lors, il ne survint plus de quintes après les repas, les aliments ne furent plus rejetés, et l'appétit fut plus vif : le gonflement épigastrique ne se fit plus sentir.

Après avoir fait usage des prises nutrimentives pendant une quinzaine de jours, l'état de la digestion étant très-bon, M. R. cessa d'en prendre. Mais bientôt reparurent les mêmes accidents, et surtout les quintes de toux, avec les vomissements après le repas du soir. On revint au médicament avec le même succès ; mais il a dû être continué jusqu'aux derniers moments.

Huit jours avant sa mort, M. R. faisait encore de copieux repas, qui se digéraient parfaitement. Jamais il n'y a eu de diarrhée, même pendant les huit derniers jours. Quelques heures avant la mort, seulement, il y a eu des selles liquides et involontaires.

J'ajouterai que le malade prenait un opiat composé de poudre de semences de phellandrie aquatique unie à l'opium. En général, les symptômes de la phthisie sont considérablement amendés par l'emploi de ces substances. Mais jamais je n'avais vu de malades conserver aussi longtemps et aussi complétement l'intégrité des fonctions digestives : aussi ai-je cru devoir attribuer ce résultat chez M. R. aux prises nutrimentives bien plutôt qu'à la phellandrie et à l'opium. J'ai aussi remarqué que les substances végétales crues, et même cuites, étaient mal digérées, malgré la pepsine, et souvent rendues intactes. Les viandes, au contraire, ont constamment bien passé.

Cette période de la consommation ultime, arrivée 1° soit parce qu'on n'a pas donné d'aliments avant que la perte de la fonction digestive fût consommée ; 2° soit parce que, cette perte consommée, on n'a pas pu ou on n'a pas voulu, quelle qu'en soit la raison, employer la pepsine acidifiée des poudres nutrimentives pour remplacer la sécrétion tarie de l'estomac ; je remarque que cette consommation s'accompagne de phénomènes pareils chez les animaux et l'homme, dans les expériences physiologiques et au lit des malades.

Quoique Chossat ne parle pas, à la fin de l'inanitiation, d'expressions fonctionnelles comme symptômes, il décrit des altérations matérielles qui les font pressentir : « l'état aqueux, et plus tard l'épaississement du sang, les infiltrations séreuses dans les membres, les épanchements séreux et *séro-sanguinolents* dans les *cavités splanchniques*, l'atrophie du cœur, la diarrhée colliquative, le *refroidissement facile* pour les derniers temps (page 511 et suiv.); et pour la mort : la *syncope*, la faiblesse, *la stupeur*, lorsque le réchauffement n'est pas employé; l'agitation et les convulsions dans le cas contraire. »

Or, dans la famine, voici ce que l'homme présente :

« L'aquosité du sang (Denis, Lecanu), son épaississement (Haller, Hufeland), l'œdème, les collections dans les cavités splanchniques, les ecchymoses, l'atrophie du cœur (Laennec), » tout s'y retrouve.

« L'œil regardait avec un *étonnement* interrogatif; l'intelligence était *profondément altérée*. Il y en avait (des malades) qui, après quelques heures d'un *sommeil léthargique*, expiraient sans agonie. Dès que les rigueurs de l'hiver se firent sentir, ils mouraient presque *subitement* et tombaient de toutes parts. Chez d'autres, c'était *la toux qui les étouffait*, et d'autres *suffoquaient* par suite d'une *collection séreuse dans le péricarde*. L'anasarque, l'ascite, en enlevaient un bon nombre. Il y en avait qui succombaient à une *diarrhée colliquative* »(de Meersman) ; voilà ce que fit la famine chez l'homme.

Et quand, dans tant d'affections différentes : fièvre typhoïde, cancer, etc., on voit chaque jour des symptômes semblables se terminer par la mort, on se dit que tout ce cortége effrayant n'est pas celui de la maladie, mais celui de la période ultime de la consomption.

Et si le défaut de nutrition, c'est-à-dire LA CONSOMPTION, EST LA CLEF DE TOUTE CETTE PATHOLOGIE, JE N'HÉSITE POINT A SOUTENIR QUE L'ALIMENTATION ET LA NUTRIMENTATION SONT LA CLEF DE TOUTE SA THÉRAPEUTIQUE.

Si cette assertion est vraie, ce n'est plus un médicament qui se présente, mais une méthode.

Sur ce point encore l'avenir jugera.

L'observation suivante serait-elle un exemple de ces bronchites qu'on pourrait appeler par inanitiation ou par consomption ?

OBSERVATION XXXI.

(Recueillie par M. le docteur Huet, médecin adjoint de la maison impériale de la Légion-d'Honneur, à Écouen.)

CANCER DE L'ESTOMAC. — BRONCHITE GÉNÉRALISÉE.

RÉSUMÉ. *Cancer de l'estomac à la dernière période. — Accidents multiples qui résistent à une médication extrêmement variée. — Vomissements opiniâtres. — Usage des préparations nutrimentives. Suspension des accidents pendant les six jours que la malade les prend. — Elle les suspend. — Une toux de bronchite généralisée amène des vomissements pendant les quintes. — Reprise du médicament. — Disparition nouvelle des vomissements et des douleurs. — La bronchite redouble et, par ses quintes, rappelle quelques vomissements. — La malade cesse l'usage des prises ; dès lors, elle ne supporte ni potage, ni bouillon, ni tisane, tousse toujours, et meurt un mois après.*

Mme T., de Mesnil-Aubry (Seine-et-Oise), âgée de soixante-huit ans, éprouve depuis quelque temps des symptômes qui firent craindre un cancer de l'estomac : diminution de l'appétit, difficulté des digestions, vomissement de matières alimentaires presque à chaque repas, amaigrissement général, quoiqu'on ne sente point à la palpation de tumeur épigastrique.

Depuis le 23 mars, ni le sous-nitrate de bismuth, ni l'eau de Vichy, ni les vésicatoires, ni les cautères, ni les opiacés, ni l'alcoolature d'aconit ne réussissent ; tous les symptômes augmentent d'intensité ; l'amaigrissement fait des progrès rapides ; la malade supporte à peine une ou deux cuillerées de potage, tant les vomissements sont opiniâtres ; le lait seul, soit pur, soit coupé avec de l'eau de Vichy, est supporté.

Après une consultation avec le docteur Longet, nous décidons que la malade prendra une cuillerée nutrimentive à chaque repas. Pendant six jours, la malade suit l'ordonnance ; mais elle ne prend qu'une cuillerée à café, au lieu d'une cuillerée à bouche prescrite. Cependant la malade prend des potages et ne les rend pas ; elle est même très-étonnée de ne pas en éprouver de pesanteur à l'estomac.

Le 5 juin, *la malade prend froid, s'enrhume*, et chaque accès de toux provoque des vomissements, même du lait, qu'elle supporte ordinairement bien. La malade, capricieuse, se persuade que le médicament n'a plus d'effet, et le cesse dès le début de la toux.

Le 8, la toux ayant diminué, la malade consent à prendre des poudres.

Pendant cinq jours qu'elle en prend à chaque repas, elle digère bien ses potages dont elle augmente la quantité, ne ressent aucune douleur à l'estomac et ne vomit point.

La toux augmente le 14 ; *des râles muqueux, à grosses bulles, s'entendent dans presque toute l'étendue de la poitrine* ; la malade en est très-fatiguée ; dans les quintes, elle rend une partie des aliments. Néanmoins, elle continue à prendre ses potages et ses prises jusqu'au 19.

Mais le 20, la malade cesse l'usage des prises nutrimentives. A partir de ce moment, elle ne peut supporter ni lait, ni potages, ni tisane, s'affaiblit de jour en jour, *tousse toujours*, et meurt le 2 août.

Il semblerait que dans cette observation un *mieux* se fût présenté après l'usage du médicament physiologique, et que la toux eût cédé un peu après le retour de la nutrimentation. Quoique quelque chose de semblable se fût passé dans l'observation précédente et dans l'observation II, à laquelle je renvoie, je suis convaincu qu'on *ne pouvait obtenir qu'un succès passager, propre à prolonger un peu la vie, mais non à la sauver*, parce que, la troisième période de la consomption une fois établie, tout est perdu, et il est trop tard.

Ce serait assurément un beau travail que celui qui aurait pour but de distinguer le rôle de la maladie elle-même dans cette infinité de cas pathologiques graves et de longue durée où l'état aqueux du sang, les hydrothorax, les hydropéricardes, l'anasarque, les épanchements séro-sanguinolents, les ecchymoses, les hémorragies intestinales, le refroidissement facile, les bronchites, les broncho-pneumonies, la stupeur, la diarrhée colliquative se montrent, du rôle qu'exerce dans leur production le TROISIÈME DEGRÉ DE LA CONSOMPTION PAR INANITIATION.

Là, se trouve peut-être la voie d'une thérapeutique toute physiologique, et qui mérite au moins d'être explorée.

APPENDICE (1).

Il suffirait de voir les conséquences si déplorables du défaut de digestion stomacale, et les effets si incontestables et si complets du ferment digestif de l'estomac sur la nutrition et la vie, pour acquérir la

---

(1) Je ne voudrais pas quitter ce sujet sans dire un mot de quelques services qu'on peut encore attendre du médicament physiologique.

Le professeur H. Larrey a agrandi le cercle des applications possibles de cette méthode, en cherchant à la faire entrer dans la thérapeutique chirurgicale : « Société de chirurgie. — *Séance du 27 avril* 1853. — Après un rapport de M. Lenoir sur un mémoire de M. Voillemier sur les injections alimentaires poussées directement dans l'intestin, chez les malades affectés d'anus contre nature ; M. Larrey croit devoir soumettre à l'appréciation de la Société, et sous toutes réserves, une idée qui lui a été suggérée par les intéressantes recherches de M. Lucien Corvisart. » Ces recherches sont celles en vertu desquelles je disais que les aliments se digérant dans les bocaux avec le principe digestif comme dans l'estomac, on pouvait administrer aux malades ces aliments préalablement modifiés par ce principe digestif (pepsine acidifiée). « Ce serait soumettre à ce mode d'alimentation diversement modifié les sujets atteints d'anus contre nature, chez lesquels l'injection de bouillons et d'autres liquides nutritifs ne pourraient s'effectuer d'une manière assez réparatrice. M. Voillemier trouverait peut-être là une ressource de plus pour les cas dont il a déjà fait connaître les curieux résultats. Même application serait possible à la gastrostomie proposée et pratiquée par M. Sédillot, qui en a publié deux observations remarquables. »

J'y ajouterai les cas d'épuisement par hémorragie, état nerveux, etc., où les sécrétions se tarissent, et les cas d'épuisement par suppuration abondante.

Obs. XXXII. Dr A. Godart. — M. William R..., âgé de vingt-deux ans, d'une constitution lymphatique, portait depuis longtemps à la cuisse droite un kyste profond et un engorgement considérable qui avaient nécessité, pour arriver à la guérison, après plusieurs traitements infructueux, l'application de cautères sur la tumeur ; puis le passage, à travers le kyste, de fils qui avaient divisé successivement les parties superposées dans une étendue de 4 à 5 centimètres d'épaisseur et de 8 à 10 de longueur, d'abord dans un sens, ensuite dans un autre. Ces deux opérations successives avaient provoqué un travail inflammatoire dans le kyste, une suppuration longue et abondante, puis enfin l'adhésion des parois du kyste et la guérison.

Ce résultat obtenu, je fis placer au-dessous du genou un cautère que M. William R... conserva six semaines ou deux mois ; puis, au mois de septembre 1853, il alla aux bains de mer et le cautère fut supprimé. Jusqu'au milieu de décembre, M. William R... se porta bien ; mais, vers cette époque, sans souffrance, sans douleurs aucunes, son appétit diminua, il devint faible et maigrit d'une manière remarquable. Enfin, le 14 janvier 1854, M. William R... vint me consulter : sa maigreur, son visage tiré,

certitude que dans cet organe et sa fonction réside tout ce qu'il y a de principal dans la digestion.

En effet, c'est bien la formation des nutriments azotés qui importe, comme premier point, à l'économie.

Quant aux aliments et aux nutriments de combustion ou respiratoires dont le rôle consiste, quoique les nutriments azotés n'y paraissent point étrangers, à donner d'une manière directe, soit à l'aide de transformations successives, des produits qui, par une com—

---

ses traits profondément altérés me frappèrent : il se plaignait d'un état de faiblesse, de prostration extrêmes ; la moindre course le fatiguait ; ses forces étaient épuisées en venant à pied de chez lui chez moi (un kilomètre environ de distance).

Il n'avait plus d'appétit ; à peine avait-il mangé quelques bouchées d'aliments qu'il lui était impossible d'en avaler davantage ; les garde-robes étaient liquides et fréquentes : quatre, cinq par jour ; il ne souffrait nulle part, il sentait seulement chaque jour ses forces diminuer. Je conseillai de remettre le cautère, trop tôt supprimé après une affection qui avait entretenu si longtemps un travail morbide local ; mais il était urgent de rendre à l'estomac sa puissance digestive : afin d'empêcher les forces de se perdre davantage, et de donner le temps à l'équilibre organique de se rétablir, je prescrivis donc de prendre immédiatement avant chaque repas une prise de poudre nutrimentive.

Dès le premier jour, M. William R... mangea plus et digéra bien ; chaque jour, ensuite, l'appétit s'est développé, et le malade est arrivé successivement à prendre une quantité normale d'aliments, sans que jamais les digestions fussent pénibles. Les garde-robes même, qui étaient auparavant trop fréquentes et liquides, ont repris de la consistance et sont devenues plus rares.

Enfin, lundi 6 février, je suis allé voir M. William R... : il n'a pas encore repris d'embonpoint, mais sa figure a repris de la vie, de l'animation. Quelques personnes disaient qu'il commençait à démaigrir. Il se sent moins faible : il venait de faire une marche au moins double de la distance de chez lui chez moi, et ne paraissait pas fatigué. Il était six heures du soir, et M. William R... me dit : « J'attends le dîner avec impatience, car j'ai bien faim. »

J'ai conseillé de diminuer maintenant graduellement la dose de la poudre ; d'en prendre seulement la moitié au déjeuner, pendant trois ou quatre jours, puis de la supprimer complétement à ce repas. On en fera ensuite autant pour le dîner, les jours suivants, et j'espère que bientôt M. William R.. mangera et digérera bien sans secours étranger.

C'est ce qui arriva en effet, car, dans le courant de ce mois, tout rentra dans l'ordre, et depuis février jusqu'aujourd'hui 5 décembre, M. W. R. n'a pas cessé de se bien porter, et depuis longtemps il a repris tout son embonpoint et toutes ses forces.

Il serait aussi fort utile à savoir quelle action favorable exercerait l'emploi de la pepsine acidifiée dans le sevrage difficile des enfants.

bustion facile, entretiennent la chaleur animale, leur rôle est relativement secondaire.

Ces corps sont les huiles, les gommes, les fécules, les sucres et leurs dérivés ; tous corps riches en carbone et en hydrogène, très-combustibles, et que l'oxygène qui entre par la respiration va brûler.

Leur présence dans l'organisme est extrêmement transitoire ; leur présence n'est point, pour ainsi dire, essentielle à la composition organique de notre corps. On vit sans tissu adipeux abondant, et fort bien. Aucun n'est destiné à former une substance réellement organisée et vivante, car leur plus haut degré d'organisation est le globule graisseux. Le moment où ils servent est précisément celui où ils deviennent complétement du domaine des corps inorganiques, quand ils se brûlent.

A. Les uns ont besoin de subir des modifications pour se convertir en *nutriments*.

Ainsi, la fécule ne saurait être utilisée par l'organisme qu'à une condition, celle d'être transformée en un corps particulier appelé glucose.

La salive, les sucs intestinaux, le suc pancréatique, ont bien cette propriété. Ils convertissent les aliments, fécule, amidon, sucre, en un *nutriment*, et c'est là le produit de leur digestion. Mais c'est une digestion, une transformation si élémentaire, que l'économie, quelque malade qu'elle soit, presque jamais ne la manque, et qu'il n'est pas nécessaire, pour opérer cette transformation, de ferment physiologique, car la chimie fait ce glucose, et il a toutes les qualités qu'il eût acquises par la digestion.

Produit par une chimie physiologique ou une pure chimie de laboratoire, on ne saurait trouver dans ce glucose, ni une différence physique, ni une différence chimique, et, injecté dans les veines d'un animal, ce nutriment ne passe point dans les urines, reste de même dans l'économie, y est employé aux mêmes usages et aussi bien. Progrès peu utilisé jusqu'à présent.

B. Les huiles et les graisses sont moins difficiles encore à être transformées en nutriments ; *elles sont déjà nutriments*.

A part qu'elles ont besoin, pour être absorbées, d'être divisées à l'extrême, émulsionnées, elles ne subissent aucune modification quand elles entrent dans la profondeur de nos tissus et y sont utilisées. MM. Bouchardat et Sandras ont retrouvé, dans le chyle, l'huile d'amandes douces, la graisse de mouton, de porc, chez les animaux qui en avaient mangé.

Il y a donc des nutriments respiratoires de trois sortes : 1° naturels ;

2° produits de l'art ; 3° produits de digestion, et ces derniers d'une digestion élémentaire, et plus chimique que physiologique.

Cette facilité extrême de la formation des nutriments respiratoires, leur présence à l'état de nutriments, graisse, huile, glucose, etc., dans les substances que nous consommons chaque jour, explique donc pourquoi la digestion gastrique est capitale, car les nutriments azotés ne se trouvent point ainsi tout faits, ou ne se forment point avec cette facilité. Néanmoins je ne vois pas pourquoi on repousserait en hygiène et en thérapeutique les substances capables de transformer l'amidon, le sucre de canne en glucose, à émulsionner les graisses, etc.

Ainsi se résout d'une manière complète le problème, au premier abord insoluble, dont la solution *permet de se passer de l'estomac et des intestins, comme organes sécrétoires*, et de nourrir sans leur intervention, *comme en pisciculture on féconde sans la présence des poissons.*

TYPOGRAPHIE HENNUYER, RUE DU BOULEVARD, 7. BATIGNOLLES.
Boulevard extérieur de Paris.

TABLE.

—

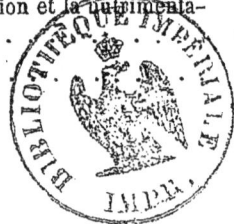

www.ingramcontent.com/pod-product-compliance
Lightning Source LLC
Chambersburg PA
CBHW071251200326
41521CB00009B/1718